精神援助技術の基礎訓練

神田橋 條治 著

岩崎学術出版社

まえがき

近年、精神機能への援助者の役割・重要性が注目されるようになり、さまざまな職種が生まれ、職種ごとの基礎知識と技量とを、学ぶことが盛んになりました。勉学の課程や資格も、整備されてきました。ボクは、同じ領域の職種である精神科医の仕事を、ちょうど六十年続けてきました。自分でもいろいろと工夫を続け、多くの後輩を指導してもきました。これまでの経験から、現在の勉学や技術は、「人が人を援助する」という行いを基盤としており、援助は「いのち」の本質にまで連なっているので、いのちの基盤の水準にまで、思いをめぐらしておくことが、確かな「技術の根」を育てる、と考えるようになりました。同じ思索を、二〇〇六年に、『「現場からの治療論」という物語』、という小冊子として、出版しました（岩崎学術出版社）。今回は、その本での論を踏まえて、具体的な、「助言集」、を纏めてみることにしました。共通の視点から論じている二冊を、互いに参照しながら、お読みいただくと、理解が確かになりましょう。ですから、前書で詳細にお話しした内容は、今回は取り上げないことにしました。

もくじ

本文イラスト……竹下　秀司

第一章　「援助関係」の構造変化

援助という場を構成するのは、「援助される人」と「援助する人」です。ここでまず、基盤である「人間関係」の構造の、近年の変化と、それに伴い、必要となる、技法の変更・工夫について、お話ししておきましょう。「発達凸凹」の増加です。

「奇妙な特徴の子」にボクが初めて出会ったのは、一九八〇年代です。「先生が髪形を変えたら、誰だか分らない」「履物を、いつもの一段下の棚に置いたら、見つけられない」幼稚園児です。文献上ではすでに、少数の発達障害者は気づかれていたようです。以来今日まで、爆発的な増加一途です。全員に共通する特徴は、「忖度ができない」です。「忖度」を旨とする、日本社会での生活では、重大な欠陥です。可能ならば外国生活がおすすめです。

受精卵の発育過程が、精密に把握できるようになり、他方、黒田洋一・純子ご夫妻の超人的研究活動により、胎児脳の農薬被害が、ほぼ確信できるようになりました。一言で言うと、脳の情報処理能の、「未熟・単純化」です。「忖度」は、最も複雑な情報処理の成果ですから、化学薬品が、発育過程に介入することで生じた、脳の処理機能発育の欠陥・未熟が、多種多様な歪みや不器用を生じ、ことに、対人関係における凸凹、が生じることが腑に落ちます。

現存する電子機器の、一見素晴らしい機能は、脳に比べたら、段違いの、情報処理の「単純」

さ故でしょう。驚異的処理機能を示す巨大コンピュータは、どの程度の「忖度」能力を備えているでしょうか。おそらく、ヒト「脳」と同じ程度の「忖度」機能を備えたコンピュータは、ビル一個ほどの大きさになりましょう。

他方、生体の特性として、生体としての脳には、「可塑性・成長力」があります。「内部恒常性」の内実であり、「いのち」の本質です。「自然治癒力」と呼ばれるものも、その表出に過ぎません。「内部恒常性」は、外界との関わりによって生じた「歪み」を「正そう」と努めますので、時間とともに、「障害・未熟」を何とか工夫して乗り越え、情報処理能を複雑化してゆきます。ボクは、ノーベル賞受賞者や、オリンピック選手を含め、特殊能力の天才たちの多くが、年を重ねるにつれて、「忖度」の能力を獲得してゆかれるようだと観察しています。このテーマは、臨床場面で重要なヒントになりますので、後述します。

それはともかく、受精卵への農薬汚染は、日本全国の、万遍ない現象ですから、「発達障害」というラベルに至らない程度の、多種多様な、微細な「発達の凸凹」は、一九八〇年以降に受精卵であった人々、全員が被っているはずです。このことは、援助活動に質的な変化をもたらします。一言で言うと「軽度発達障害者による、重度発達障害者援助」です。

従来の、「対話による精神療法」は、全面的に、「被援助者・援助者」双方の、「忖度能力」に依拠しています。「話せばわかる」の発展版です。江戸城開城に先立つ、「勝海舟・西郷隆盛」の会談は、典型です。「対話」を用いた、両者それぞれの、内在世界の転換が、江戸を救いました。一九八〇年代以前に受精卵であった人々では、農薬汚染由来の凸凹、は少ないので、年配の援助者は（被援助者の多くも）、「忖度能力」が、ほどほどにあります。その人々が苦心惨憺して、「援助」の「方法論と技術」を編み上げてきました。「対話」を基盤にした、これまでの「精神療法」技術論は、一応の完成を見ています。

ここで注意を喚起しておきたいのは、現在においても、最高に豊かな資質を持って、精神援助や精神療法を行っている、ごく稀な「達人」には、「技術論」が無いことです。なんの分野でも、昔から、すぐれた技術者は、自己から切り離された「論」、を持たないのです。「論」はデジタルなので、「いのち」にとっては「異物」です。「知る者は言わず、言うものは知らず」どころか、「知る者は、知ってる我を知らず」です。単に、場面に合わせて、行き当たりばったりに、「いのち」由来の「言動」を、行っているだけです。さまざまな技術論を昇華した、「いのち」由来の援助関係は、両者の双方が「忖度」の能力を備え、互いに「忖度」を交わし合える両者、の間でのみ成り立つのです。「勝海舟・西郷隆盛」の会談はその一例です。

第二章　内省精神療法の構造

「対話による精神療法」はいろいろありますが、その機能の場は「内省」です。「勝海舟・西郷隆盛」の対話は、両者の豊かな「内省」を基盤に築かれているのです。それを説明するのに、ボクが若いころに熱中し、いまでも考えの基盤としている、「精神分析」を例にして、お話ししてみましょう。

精神分析の本質は自己内省です。そして、継続的に内省に付き合ってくれる、確かな他者が必要だと判って、「対話」という方法が導入されました。「対話」でのやり取りを「鏡」の役割にして、自己観察が進み、自分の「こころ」への、「理解・把握」が進みます。ここまではアナログの世界、「いのち」総動員の世界です。多くの先人たちが、その過程を踏襲して、「教育分析」「スーパービジョン」という方法が、対話精神療法技術者の育成に必須のものと見なしました。そこまでは、「いのち」を総動員した「把握」の課程、すなわちアナログ文化です。ある時点に到達すると、それを「理論」という「地図」、つまり「視覚像」にします。デジタル文化です。内省によって「把握される、自分の在りよう」はアナログ文化であり、「こころの地図」はデジタル文化である、ことが重要です。

精神分析に馴染みのない方も多いでしょうから、山登りを例にお話ししてみましょう。内省の活動は「山昇り」です。「自分の在りよう、が山」ですから、「山」から少し離れたり、融合したりする「主体」が、登場します。「主体」は認識を、「地図」、に書き込みますが、「対象化」「デジタル化」であり、融合は生じません。「山登り」と「登山者」と「体験」と「登山地図」の構図が出来上がります。「自分のこころの山登り」は、次第に濃密となり、地図では表せなくなり、「刻々と移り行く山登り活動」と「主体」だけが残ります。理想的「精神分析家」の完成です。その人が、他者の内省に付き合う人（援助者）となった時、他者の「ことば」と振る舞いから、「山登りの様子」を理解しようとします。そのとき用いる手立ては、自分の内なる「刻々と移り行く山登り活動」です。他者から流入する情報や、関わりは、同時に流れている、自身の「山登り活動」の一部となります。決して「登山地図」は登場しません。もし、対話精神療法を受けていて、「理論地図」を基に話しているらしい「治療者」だったら、「未熟者」だと思って、離れることをお勧めします。

「勝海舟・西郷隆盛」の対話は、双方の「いのち」の対話であり、合意と取り決めを「動かない物」にするために、「合意文書」を取り交わすことがあったかもしれません。「デジタル化」は「動きを止める働き」です。「論」を語ったり書いている人は、ボクを含め、皆、「未熟者」「言語発達優位という、若干の発達凸凹を持つ人」です。

理想形として、完成した分析家は、自身の「いま・ここ」での、「自由連想」で浮き出た「ことば」を話します。その際「疑問文」で話すのが定法になっているのです。その疑問文が「被治療者」の「登山行動」の「いま・ここ」にヒットすると、それまで、無縁と位置づけられていた、数個の体験記憶が、内側で出会い、「アッ」という「ショック」が起ります。多くの場合「どうして、いままで気がつかなかったのだろう。バカだなあ」と「嬉しい・ガッカリ」の気分になります。「洞察体験」です。「何も足さず・豊かになる」が「洞察」の本質です。「足したり・減らしたり」は「折伏」です。

「洞察」により「山登りの、山の景色や足元の感触」が変わります。感覚自体も変化するからです。記憶の質、すなわち、情報の組み合わせも変化します。ただし、最近の脳科学は、情報の単位である記憶自体が本質的に変化する、ことを証明しているそうですが、「洞察」による変化が、そのレベルまでの変化を伴っているかどうかは不明です。

それよりも大切なのは、聴いている治療者も、並行して、自由連想という山登りをしていて、援助者としての「いまの立場」で「気になった」連想を、「疑問文で」問いかける点です。決して「理論地図」で発想してはいないのです。ありていに言うと、個人的「憶測」なのです。他者の「こころ」なんて、「分かりっこない」のです。そのことを「熟知」している援助者が、「自分の登山の、リアルタイムの景色」から発する「連想」が、しばしばヒットし、「先生は、わたし自身よりも、わたしのことを、分かっておられる」と被援助者が感じる体験が生じます。「対話

による精神療法」では、自身の山登り活動に援助者が同伴してくれている「錯覚」、が起ること
もしばしばです。「転移」と呼ばれます。転移については、話が複雑になるので深入りしません
が、転移の状態で、「理論地図」をもとにした「似非解釈」（真の解釈は疑問文であり、「似非解
釈」は、「折伏術」です）によって「折伏」された人は、「理論図」を「バイブル」にして、集団
（教団）を形成したりします。「表面やコトバが近似し、本質がバラバラ」な集団です。「対話に
よる内省精神療法」が理想とする、「表面やコトバがバラバラで、本質が共通する」集団、とは
逆です。皆、「それぞれの、自分の山を登る、人生」が理想です。「自己実現」と呼びます。
「対話による内省精神療法」は「それぞれの、自分の山」のことしか分からない二人が、自分
の山からの「憶測」をもとに対話しているのです。「忖度」はそのミニ版です。基盤にある、「そ
れぞれ別の山だけど、アナログ的には、まあ、どの山も似たようなものだ」という前提に支えら
れているのです。この前提条件の崩壊が次章のテーマです。

第三章　発達凸凹の登場

「発達凸凹」を対象とするようになった昨今では、援助者片側だけの「忖度能力」の、フル活動・苦心惨憺の趣があります。「山の形・登山の様子、が違い過ぎる」のです。ちなみに、援助者側の「忖度」能力、をフル活動して行う「発達障害援助」の配慮・技術の、現時点での到達点は、広瀬宏之先生の複数の著作（代表作は『発達障害診療の手引き』二〇二二年　岩崎学術出版社）でご覧ください。先生は「療育相談センター長」という役割のせいで、日々、膨大な「発達凸凹」の子どもたちの相談・援助・治療の経験、さらには、後進の「援助者」への指導、を積み上げておられます。一読すると、「援助活動」が、どれほどの多彩な配慮と忖度活動、によって行われねばならないかが、垣間見られ、眩暈がします。自身が日々の援助活動をおこなわず、観察だけに基づいて、論を語り散らしている著述の氾濫は目に余ります。

ましてや、一九八〇年代以後に受精卵であった、年若い「援助者」が増えたせいで、援助者側にも「軽度の発達凸凹」がある、新しい事態となりましたから、援助者の能力に相応しい、新しい、「忖度・不要」の、「技術論」無しでは、お手上げとなっています。

発達障害者援助の要諦は、「各人それぞれの脳機能の、優れた部分を伸ばす」です。一つの部分が伸びると、他の情報処理能力も、「芋づる式」に成長し、拡がります。後退はありません。

「自己実現」の現代版です。

ここで、「経験」概念、について述べておきましょう。すべての体験や学習は、「経験」として、脳を含めた生体、に記録されます。歴史です。歴史は追加され、すべては、未来への時間の流れ、に乗っています。犯罪者としての体験は、改心後も消えることは無く、何かの必要時に再利用できる、「技術・能力」として蓄積されています。これを「援助者」に当てはめると、自らの「発達凸凹」由来の苦労と試行錯誤と、脳の発達と、対処技術の学習、などにより乗り越えてきた歴史は、はじめから「忖度」能力に恵まれていた援助者とは、一味違う、有利・豊かさがあります。「経験は勉強」「苦労は身のため」「悪に強きは善にもと」などのセリフは、そのことを言っています。

以上の事情は、すなわち、自らの「発達凸凹」を乗り越え（何とか都合をつけたり、芋づる式に成長したりし）た、「援助者」は、自らの歴史を、知恵の素、とすることが出来ることを示唆します。少なくとも、「気持ち、気分がわかる」点で、「発達凸凹」の苦労を知らない援助者より、有利かもしれません。ボクのこの本は、その視点から書いています。すなわち、ボク自身の、生来の「発達凸凹」由来の体験と、それと折り合ってきた、人生経験の感触が、底流のアイデア源となっているのです。

ところで、なんの領域でも、技術の成長は、単純な積み上げではありません。イメージとしては、「蛇行と、前進・後退しながらも、前進あるのみ」です。多少とも「発達凸凹」を持つはずの、若い援助者には、生来貧しい「忖度能力」に依拠した、「貧しい対話精神療法」などは脇に置き、自分の「好みに合った・能力に馴染む」、技術論と技法とを、複数個、習得するようにお勧めします。単純な構造の援助活動でも、施行に際して、「折に触れて」、合意を目指す「対話」がありますが、それは「単純な対話」です。曖昧さの少ない対話なら、「やや貧しい」自身の対話能力、忖度能力でも、なんとか行え、それによって、自身と相手のトレーニングを、程よくできるのです。さらに、「援助される人」へ、治療者の手持ちの治療法が「好みに合わなければ」、「別な技法の治療者に紹介するからね」、との姿勢を持ってください。従来の「対話精神療法」における、「同じ人間同士の思いやり」に替わる、「同じ発達障害者同士の思いやり」を、汚染社会に生きるしかない者、同士の連帯、としましょう。広瀬先生の著書を、二人で読むのは、「開かれた対話」となりますし、互いが魅かれる「治療的試み」、を発案できるかもしれません。

いま一つ、「忖度」に依存した「対話・合意」、を極力排除する文化があります。「研究」という「知的活動」です。「前提・仮説・実験手段・評価尺度・対論・結論」のどの手続きにおいても、「忖度の排除」というコンセンサスが重要です。新しい精神療法の基礎訓練として、「実験研究」は最適な手立てであると思います。永年、「水と油」の関係にあった、「臨床と研究」が、統合される時代が来たことは、思いがけない幸運です。

①援助を必要とする人

援助関係の主要構成物は、「援助を必要とする人」です。単位として確かに存在しています。他方、「援助する人」は、相手無くしては存在が曖昧、な単位です。尊い援助者である「神」だって、まず不幸があってこそ、の存在です。おそらく、「援助を必要とする人」が、「神」を呼んだのです。援助活動に従事している両者の、「本質としての立場の差異」についての合意は、現場での関わりが混乱したときに、二人が立ち返る基盤ですから、出発の時点で、互いに確認しておくことが大切です。「ニーズの確認」と「提供できる援助内容の提示」作業です。「契約・合意」です。以前から行われて来ていた、「信頼・誠意」に替わる、「忖度に頼れない社会、での作法」です。

「援助を必要とする人」を、「援助を求めている人」と「求めていない人」の混在だ、と考えておくと便利です。一人の人の抱いている、「求めている援助」「求めていない援助」、を察知（援助のための鑑別診断）するセンスが、双方に育ちます。合意に基づく「構造把握」です。さらに、「求めていない」部分について話し合うことは、双方に、新鮮な視界を開きます。少なくとも、「客が求めていない・必要としていないサーヴィス」、を提供する失敗を防げます。アナログ文化の住人である「古い精神療法家」の「良かれと忖度して」の「善意の押しつけ」は「複雑性PTSD」の主要な構成因子となっているのが現状です。「木で鼻括る」「味もそっけもない」

「事務的な」応対が、新たな「思いやり」のデジタル版です。先にお話しした、「共同実験」のメタファーが役立ちましょう。

受精卵は、主に遺伝子由来のプログラムによって成育しますが、受精直後からすでに、さまざまの酵素の相互作用や、農薬や胎内環境などの偶発的要因で、準備されている遺伝子の固有予定表、とは異なる発育過程を経ていることが、脳研究の成果として次第に明らかになっています。出生という大事業や、生育の過程においても、新たな偶発要因（体験と呼ばれます）、の中を生き延びてきます。偶発的に援助を受ける、ことも多々あります。それらすべての体験は、広義の「学習体験」であり、「身についている資質」という「構造物」を成します。

「援助を求める」という行動自体も、早期の体験学習に属します。大きな現われの一つは、「依存行動」と呼ばれます。母子関係由来の学習ですが、哺乳動物では、際立った学習です。「ウミガメ」では、「依存行動」は見られません。「依存行動」には、「意識レベル・無意識レベル」の層構造もあるようです。危機状況で「層構造の新しい層を休養させて、古い層を前面に出す」現象を、「退行」といいます。生命体に限らず、統合された組織体ではしばしばみられる、「新規まき直し」「捲土重来」「ルネッサンス」など、「生きている組織体」の、「別の道探し」の行動です。これらも「退行」です。ここまでは、ヒト以外の生物でも、まあまあ同質です。

ヒトでは、「鳴き声」の発展である、「コトバ」という文化が加わることで、複雑になっていますが、コトバ以前の関係水準での、援助・被援助体験も、現在の援助活動の中に、変わることなく常在しますから、ヒト以外の「生き物」との関わり合いを、日常生活に組み込むと、「援助する人」にとって、必須のトレーニングになります。「部分的退行を活用する」です。発達凸凹に由来する「欠損・歪み」の作用は、「コトバ」の介在により顕著になりますので、「コトバ」の介在の無い、動植物との関わりは、「援助する人」「援助される人」の双方にとり、貴重です。他の生物との関わり体験、が貧しい援助者、の雰囲気には、「無慈悲」の味があります。その種の「援助者」が行う「援助」は、専ら、さまざまな論に密着した、「デジタル的援助」の質感となります。「被援助者」にとっても、他の生物との関わり体験は、「アナログ的、援助・被援助関係」の育成の効果があります。言い換えると、「援助関係」の基盤には、「生き物同士の関わり」の雰囲気が必須です。おそらく現存する「付度機能」の双葉です。

② 援助する人

援助する人は、職業的援助者に限りません、ヤングケアラーや、介護者としての家族、障害児の親など、やむなく役割を引受けた人、も含めます。超短期的には、道を訊かれた人、を含めてもいいでしょう。いずれにしても、まず、「援助を必要としている人」があり、それに応じることで、「援助者」が発生するのです。職業的・技術的な援助者、の場合も、上記のような、日常生活における、機会がもたらした「援助する人」、と連続した役割として、自分を意識しておくことが、悔いの少ない援助活動を生みます。

ところが、特殊な技術や理念をともなう、本格的な（しばしば重篤な）援助活動では、ありふれた、一般の援助活動とは相容れない行い、を必要とする場面がしばしばあります。典型的には、被援助者の表に出ている意向、に反する行いも、必要になる場合があります。援助者にとっての、葛藤場面です。自身の置かれた葛藤構造を意識化し、正面から悩み、僅かばかりでも、「合意」の形成を工夫することは、「援助する人」の忖度の能力を育て、自身の「発達凸凹」を軽くする、「相互成長」の機会になることすらあります。「天職」という感慨が生まれたりもします。「患者は治らなくても、治療者は治る」は事実です。

この大切な瞬間に関して、お伝えしたい心得があります。行動選択に当たって、依拠する指針を、（社会通念や道徳といった）関係の外の尺度、から導入せず、関係の中に探す、姿勢を堅持することです。常に成功するわけではありませんが、「目が開かれた・洞察」という、「自他の成長に資する」視点、が得られるかもしれません。一言で言うと「合意形成を目指しての頭の体操」です。ボクの経験では、「ボクも彼も、一度しかないイマ、を生きているのだ」と呟くことが、貴重な洞察を生み出す姿勢、の維持を支えるようです。

③ 共同実験研究の関係

「忖度」に依存した「対話・合意」、を極力排除する治療文化として、「研究」という「知的活動」を、先にお話ししました。その構造の本質は「透明性」です。「前提・仮説・実験手段・評価尺度・対論・結論」のどの手続きにおいても、すべてがオープンされている関係です。「共同研究者」の関係です。それについて、少しお話ししてみましょう。

前提：被援助者の抱える「苦痛」「不自由」の除去を共有目標にする。
仮説：その「不都合」の発生と除去法についての、仮説を提示する。
実験手段：手続きについてのスケジュールを提示する。所要時間も提示される。
評価尺度：主として「被援助者」の苦痛の低減を評価尺度とする。
実験の施行：被援助者は、実験そのものを観察できる。
事後の討論：すべての質疑・応答が、被援助者の参加行動の一部と見なされる。
結論：次の前提（治療終了を含む）が次の共有目標となる。

以上の構成を備えているものが、新しい、「忖度に依存しない」、研究をモデルにした、精神療法の基本構造です。

その視点から考えると、現存する中では、「認知行動療法」が、ほぼその条件を満たす、新しい「精神療法」になると思います。

さらに、「精神療法」の終局の目標は、「治療者なしでの精神療法」である、と仮定し、さらに欲張って、「忖度」の能力が育成されて、古い「対話精神療法」が可能な状態へ近づく、すなわち「発達凸凹」の軽減、を目指す方向性も含んでいると考えます。

ちなみに、対話精神療法の揺籃期には「症状の根底にある心理機制を明らかにするには、症状を標的にした治療は、折角のチャンスを失ってしまうので禁忌である」との、算術風の思考が、まじめに語られていたことを、懐かしく思い出します。ヒトの「こころ」は「複雑怪奇な構成物であり、むしろ、「症状への対応という作業を免れることで、更なる探求へ進むことができる」、という「山登りのメタファー」が、実態に即していると思います。生き物は、一部分の変化で生じた変化を、構造全体の微調整で吸収する働きがあり、それが「生きている」の意味ですから、算術思考では対応できません。「一事が万事」「脚下照顧」とは、その意です。

いま一つの異論「症状の消失の時点で治療をやめるのは、真実究明の作業からの逃亡である」との、議論もありました。「対話精神療法」が、知的貴族社会の教養、であった時代の、それなりに正しい論である。と懐かしく思い出します。

上に挙げた、共同研究実験の特徴を満たそうとして、日々工夫しておられる、お二人の著書を紹介します。

『精神療法の理論と実践――日常臨床における面接技法』　中尾智博著　金剛出版　二〇二〇年

『精神療法の基礎と展開――「受容～共感～一致」を実践するために』　原田誠一著　金剛出版　二〇二二年

の二冊をお勧めします。すぐに臨床に取り入れ可能な、「方法」が満載です。それだけでなく、お二人の優れた「治療実践」を介して、「対話術のコツ」、が自然に浮き出ていることも、良書の特質であると思います。

第四章　学び

現代社会では、「学び」での、「コトバ」の守備範囲は膨大です。「いのち」と「コトバ」の関係については、『「現場からの治療論」という物語』で、充分にお話ししているので、まずお読みください。ただし、あの本を書いた二〇〇六年の時点では、「治療者自身の発達凸凹」という視点はありませんでしたから、「治療者とは、忖度が充分にできる人」である、の前提で、書き進めていますので、時代錯誤的です。その点を頭に置いて、お読みください、なぜなら、「読む」という「コトバ」での学び、と「からだ」とが、繋がりにくいのが、発達障碍者の、際立った特徴なのです。「忖度下手くそ」は、「言行不一致」になりやすいのです。ご自分で、「実行してみる」「体で覚える」「真似る」を通して、「読む」行為の中身への理解を確かめる、を心がけましょう。自身の内側で、「からだ」側から「コトバ」の側へ、トンネルを繋げる工夫です。

忖度能力が常識、である成育史を経ている、年配の指導者には、「やってみせ、言って聞かせてさせてみて、誉めてやらねば、人は動かじ」、という、山本五十六元帥の助言、をお勧めします。しかも、この方法は、「若き援助者たち」すなわち、自身が「援助を必要とする発達凸凹」でもある、「若き援助者」への、「援助方法のコツ」の、商品見本でもあるのです。指導法の世代順送りです。

学び活動は、常に進歩・成長を志向している、「いのち」への、状況設定です。生来の発達障害の程度の軽い、すなわち、人類共通の「内因」、をまあまあ準備できている個体では、新しい状況は、更なる成長への、チャンス・トライとなります。トライの成功がもたらす「いのちの輝き」は、通常の育児場面では、日常現象です（だったのです）。輝きの、瞬間の味わい・雰囲気を、可能な限り近くで、自身の「からだ」で、繰り返し味わってください。「ペット愛育」の延長上にある、しかも、ペットでは味わえない、「鳴き声⇩コトバ」への発展の瞬間を、現場で「からだ」で体験することは、的確な援助者になるための、「不可欠」と言ってもよいほどの貴重な、感受性訓練です。「思いやり」のデジタル版です。多くの男性を含む、この体験の貧困な援助者は、「文字言語世界の住人」「机上の空論」「判らんチン」「有害・無益」、の他者となります。熟練を重ねると、ごく一瞬の輝き・空虚をも、こちらの「からだ」が感知します。おそらく、武術家と同質の感性です。このセンサーさえ体得していれば、以後の、「援助を必要としている人」と接した量がそのまま、「援助者」としての、「本物の学びが身についた」、「語ることも書くこともできず、行うだけの援助の達人」を育てます。もう稀有な存在となった、「文盲のお婆さん」が、そのモデルです。

① 勉　学

「援助する人」は、「コトバ」を介しての勉強もしたいでしょうし、必要です。本、師匠、仲間、学会、などが、勉強の機会です。それらを選ぶ際にこそ、「からだ」での感知、が有用です。「一瞬の輝き」を感知できる「からだ」、をセンサーとして、情報を選ぶことで、とりあえずの不要なもの、を避けることが出来ます。「共感」という言葉の原義です。

ボクがお勧めする勉学は、「コトバ」以前の、あるいは「コトバ」を超えた領域の、振る舞い・技術に触れることです。職人・芸人・芸術家などの、生身を使った、実務の現場人が最適です。その達人たちの、「コトバ」も有用です。残念ながら、書物でしか接する機会がない時は、音読してみるといいです。いずれも、「からだ」をセンサーにして選びましょう。だけど、すべての書物は、所詮、「コトバ」ですから、先にお話ししたように、繰り返し実行して、自分の「からだ」に組み込まれるまでは、「コトバ」で学んだイメージは、「いのち、にとって異物」である、と心得ましょう。ただし、純然たる「コトバ」での勉強用の書物の中で、ボクが特別にお勧めするのは、生命科学に関する本です。「コトバ」出現以前の「いのち」、を取り扱っている「知識」は、日常に氾濫する、文字由来の「コトバ」、に篭絡されない脳を育てます。

その点、「哲学」に依拠した考えや書籍は、実務には役に立ちません。「哲学」は、その由来は「生きている在りよう」を起源として、それを、他者の文字「コトバ」と対峙させることにより紡ぎ出されたものです。「哲学」の「本質」は、発想した人の、「生きている在りよう」そのものであり、表現・主張されている「コトバ」は、「在りよう」の影絵に過ぎないと思います。これに反し、「援助を必要としている人」の発する「コトバ」「意見」、は最高の勉強です。「体験者は語る」です。これについては後述します。ただし、「哲学」は、衆に優れた知性を備えた、「援助を必要とする人」が、適切な「援助する人」に出会えず、やむなく「自助活動を行っての、経過報告を」書き記しているのだ、と前提して読むと、貴重な「学び」となりえます。「経過報告」ですから、歩みは止まることなく、「屹立」などしないはずです。その人の背景史を知って、読みましょう。

② 内なる歴史

受精卵以後のすべての体験は、内なる歴史として、「いのち」の内に蓄積さています。「体験」「学習」「傷」「悔い」などと、異なる名称で呼ばれていても、すべて等しく、生体の歴史です。それらは、データベースとして、「からだ」に保持されています。当然、「コトバ」獲得以前の、膨大な「学習・体験」を含みますから、一斉に意識化されたら、豊饒な大混乱です。現在の処理能力に見合った質・量、として表に出てくる、のが好ましいです。やや最近の「不快体験」の、不用意な想起を、「フラッシュバック」と呼びます。したがって、「混乱させる力の薄くなった」

フラッシュバック、の「内容」は、心身再構築作業のための、当面のテーマとして、活用できます。決して根本のテーマではありませんが、しばしば、「根本テーマの、ヒント」「対処法の、ヒント」です。フラッシュバックで混乱している「その時の様子」を、「センサーとしてのからだ」で味わうと、歴史上の体験の構造を、雰囲気として察知できます。

おおむね平穏な状態、を維持しつつ、トラウマ体験が少しばかり想起されて、小さな混乱を引き起こし、それが収まる過程で、「現行の機能の有益な一部、として組み込まれる、すなわち成長」が、両者の「忖度」機能に全面依存した、従来の「対話精神療法」の骨格であり、理想形としては、今でもそうです。「何も足さず、何も引かず」、が理想形です。既存の生体機能の「統合能力」、への信頼というか、「お任せ」です。それを執り行う「援助者」側も、己の内なる歴史の中から、関連する、類似体験記憶を想起して、やり繰りしながら、共同作業関係を育てるわけです。どこからか輸入した、考えや方策、を導入するのは、不純な行いと見なされます。

しかし、純粋を理想化してみても、未熟な我々には、実行不可能ですから、「理想像」は、イメージとして保って置き、時折思い描くだけにしましょう。通常、理想像イメージが役立つのは、スーパービジョンを含めた、教育の場です。被教育者は、発達凸凹を内在していても、まあまあ何とか、健全風に生きている個体ですから、各人が、すでに内なる歴史として保持している、体験群の中から、使える学習体験を引き出す、のが好ましいです。諸「学派」の、固有文化と価値観とが、宗教に似ると必ず、援助の根本倫理、「その人らしく」に反します。この倫理の、新たな、現実的価値については、後述します。

「援助者」の「内なる歴史」の中で、特別に重要なのは、己の人生の重要な一部として、援助者役を引受けた、「経緯と選択の動因・初心」です。「初心忘るべからず」とは、「折々に意識して、原点に立ち戻れ」の意です。「役割放棄・離脱」の瞬間には、特に大切です。「原点」には、その人の「こころの根」が含まれています。歴史のページの整理は、未来のためです。現行で大勢を占めるようになっている、「軽度発達障害者による、重度発達障害者援助」の実務については、後述します。

③ 教える

自らの技術の習練は、後進に教えることで、完成します。建築や陶芸の技術を思うと、当然です。自分の学んできた過程を、他者が辿る流れに、今一度付き添うのは、充分に意識していなかった己の精神・技術部分を、再度意識して精錬する「復習」の作業ともなります。ただし、援助の作業の技術、を指導する場合は、建築や陶芸とは、少し異なる点があります。建築や陶芸では、理想とする未来像があり、それを目指した作業です。そのためには、素材を取捨選択する、作業も大切です。ところが、「いのち」の援助作業は「生きやすい、ありよう」が未来像ですから、各人各様の目標、設定です。「捨」は不可能です。「いのち」が、歴史上で取り込んだもの、は「身体」の内に存続します。できることなら、「さらに成長してゆく、豊かな未来、を期待できるありよう」を、「取」として加えたいです。もっとも、陶芸の達人も「この器が、使う人に馴染んで、どんなに成長するかな」と思うそうです。

さらに加えて、「援助」は「頓挫している個体」が相手ですから、修理・リフォームに似ています。「何を活用し、何を使わないか」を、現在と未来とを想像しながら、選択して行く作業、が含まれます。これまでお話ししてきたように、現代の、「援助を必要としている人」の多くは、「発達障害」の要素を持つ人であり、しかも、援助者も「軽度発達障害」をもち、今や「指導者」となっている人も、「軽度発達凸凹」を抱えています。すでにお話ししたように、受胎以来の、発達の障害は、他の機能の発育によって、「肩代わり」「やり繰り」されているだけで、消滅はしていないのです。「発達障害者は発達する」の内幕です。何を教えたらいいのでしょう。従来の「正しい治療者」像、を教えることが、「机上の空論」、「達成不可能の目標」、である時代、になったのです。立ち往生です。

ここで、「窮すれば通ず」の発想があります。「良いとこ伸ばし」です。発達障害者は、別名、「発達凸凹」です。凸部分、すなわち、良い機能部分、を更に精錬して、治療者としての特技とする（同時に、生きる手立てとする・生活に組み込む）、を教える方策、がお勧めです。そうお話しすると、「その方策を行う能力、を特に欠いている」人は、どうしたらいいのか、と反論する人もありましょう。幸い、その反論は「机上の論」です。対人技術学習、の能力を根っから欠く資質の人は、始めっから、この業界に来ません。来ても、実務に専心するのでなく、数値を扱ったり、仲間内で議論をしたりする作業に、凸部分を活かし、ファンを集めたりできます。こう言うボク自身も、実は、少しそうです。

「教える」について、留意することがあります。「学派」を作らないことです。教えるのは「方法」「技術」です。「忖度」に依存した精神療法の時代は、「師匠の学派」に「一度しっかり染まって」、次に「反抗して」抜け出し、自分の「学派」を作る、のが王道でした。「しっかり染まる」ことでしか習得できない、微妙な認知・操作方法群があったからです。しかし、個々バラバラの「発達凸凹」の世代では、伝統的な、この修行は、「禁忌」です。教える・学ぶのは、個々バラバラの「視点」「方法」に限りましょう。そして、教えられた人が、さらに工夫を凝らして、自分の「視点」「方法」を創案することを目指しましょう。「工芸」の世界がモデルです。

第五章　治療のための基本仮説

「いのち」は、「やじろべえ」に象徴されるような、常に、復元を志向し、一定範囲の「ゆらぎ」を本質とする、半閉鎖システムです。ある傷害を受けると、ひき起された「ゆらぎ・歪み」、を修復しようとして、復元志向の、新たな「ゆらぎ」、が生じます。補佐のための「ゆらぎ」、も伴います。それら、無数のゆらぎの連鎖・集合体を、「自然治癒力」と名づけます。生体は「やじろべえ」と異なり、「傷害と修復」が、完全な復旧とはならず、「歴史」として記録されます。それは、「いのち」の「ゆらぎ」は、物理現象ではなく、化学現象だからです。体験のプロセスは「歴史・痕跡」として保持されます。「体験・学習」と名づけます。以後の類似事態に、再賦活されて、再作動します。「体験・学習」の古いもの、すなわち受精から近い、早期・未熟な段階での、特異な「体験・学習」の記録ほど、個体をさまざまに、深く特徴づけます。「発達障害」とはその総称です。

　歴史は積み重なるのであり、書き換わることはありません、書き換わったかに見える「新たな情報」は、新たな「ゆらぎ」能力として、記録されます。「健全に発達した」部分と機能とは、自身の活動に際し、多くの他の機能、を再賦活し巻き込んだ、活動を行いますので、脳内のリハビリテーション、の効果をもたらします。残存する類似機能の、転用による補填、の場合もありましょう。薬物を使って、脳内の伝達物質を増減させるのは、「やじろべえ」の自然復元能力が作動可能な程度に、「ゆらぎ」を縮小・制御・賦活、することが眼目であり、復元能力までも縮小・制御しては、本末転倒です。「薬漬け」と言います。

緊急事態では、対処活動に専念すべく、他の機能は、休止をやむなくされます。傷害部分への対処が一段落すると、他の機能も活きかえります。その変化の表出が、本物の「気持ちがいい」です。本物の「気持ちがいい」には、他者の「からだ」を共鳴させる作用がありますから、歪みの少ない感覚センサー、を備えた、自身の「からだ」を用意することは、治療者としての、感知技術の核心です。

適切な濃度の薬物療法では、目標症状の改善だけでなく、治療者の「からだ」が共鳴する、本物の「気持ちがいい」「いきいき」を、「被援助者のいのち」に発露させるのが必発です。その感覚を使って、薬物の作用・副作用を感知するのは、日々の訓練で、そこそこ容易です。以上の仮説に依拠して、本書を書き進めていますので、あらかじめ提示しておきます。

なお、「初期の発達段階での傷害、の少なかった個体」すなわち、「忖度」能力が、ほどほど備わっている個体同士での、精神療法の治療内容については、一九九〇年に出版した、『精神療法面接のコツ』（岩崎学術出版社）以上の発展はありませんので、比較して読んでいただくと、この本での論述への、理解を助けると思います。

①「からだ」と「こころ」

「心身不二」という、正しい標語があります。「からだ」は物質ではありません。物質が集まり、「やじろべえ」様のフィードバック機能を備えている在りよう、が「からだ」です。ですから、本書で呼んでいる「からだ」には、「死体」は含まれません。顕微鏡下で単細胞の生物の動きを眺めていると、「こころ」があるような気分になります。おそらく、「からだ」も「こころ」も、動きの部分であり、実験室で、「物質」として取り出せるのは、「死体」であると感じます。その感じを、「真実」と仮定しておくと、臨床の思考が自在になります。「こころ」とは、本来、「からだ」を構成する物質群の動き・機能の発展形であり、どの時点にも、「やじろべえ」の発展形である、「フィードバックシステム」が作動している、と仮定します。さらに、「フィードバックシステム」を備えているものを「体験」「経験」「記憶」と呼びます。そして、無数の「フィードバックシステム」の作業の、加算され、内部の平衡を志向している現象系を、「自然治癒力」と名付けているに過ぎない、と仮説します。そうすると、物質群に近いところに介入するのが薬物であり、中間に、「健康法」があり、「こころ」の段階に精神療法がある、との、大まかなイメージが描けます。すべて、「自然治癒力」、と総括される「フィードバックシステム」、に付き添う、援助・補助です。すべての補助は、「本流を凌駕しない」のが本筋であり、凌駕するのは、やむを得ない「緊急介入」である、との図式が成立します。ただし、この「自然な」「フィードバックシステム」を不自然に歪める機能があります。「コトバ」です。

②「コトバ」

視覚障碍者は、四肢の障碍者と同水準の、生活の不自由を抱えます。不自由が二次的に、精神の不調をも、もたらします。ところが、聴覚障害者は、一次的な、しばしば重篤な精神の不調を抱えます。「音声言語」を奪われているからです。手話を覚えると、一変します。手話を行っているときの、当人と通訳者は、大げさな表情と身振りを見せます。情緒表出です。

「からだ」「こころ」に連続した「いのち」の、発達線上の表出は、「声と動き」です。当然、「音声としてのことば」と「身振り」との協働になり、コミュニケーションの、主要ルートとなります。コミュニケーションとは、他者との情報のやり取りであり、やり取りされた「情報」は、「フィードバックシステム」を介して、「こころ」「からだ」に到達し、変化・成長に寄与します。「音声言語」の活動の流れです。

ところが、ヒトはさまざまな事情で、「文字言語」を開発しました。開発と効果の、さまざまな事情と結末については、『「現場からの治療論」という物語』をお読みください。結果として、「ことば」は二種類になりました。「からだ」と直接つながる「音声言語」と、屹立する「文字言語」とです。「いのち」の中で屹立する、「文字言語」は、実は、「文字言語」が支配する、社会システムの骨格です。社会システムの一員、として「適応」するためには、「文字言語」に馴染まねばなりません。システム維持のための「文字言語」は、輪郭と内容の確立したものでなくてはなりません。デジタル言語です。結果として、「こころ」は、社会システムに支配・拘束されます。いま一つ、「音声言語」は、「からだ」と一体です。「いのち」の、本来のあり方です。「書を捨てよ、街へ出よう」は、「文字言語」の不自由、からの解放です。ただし、「書を読んでから」捨てるのです。だって、この名言とて、「書」です。「書」も「街」も「文字言語」です。内容は何であれ、スローガンを愛するのは、「拘束の上乗せ」「病気」です。

本質としての事態は、もっと複雑です。語り「コトバ」の中に、「文字言語」が侵入していきます。「論」の雰囲気を帯びた「書きコトバ」「語りコトバ」は、「デジタル言語」の雰囲気をもたらし、「戯言や詩歌」の雰囲気を帯びた「書きコトバ」「語りコトバ」は、「アナログ言語」の雰囲気を帯びます。例えば、この本は本質として「論」ですから、「デジタル言語」の集まりです。その固い雰囲気を和らげるべく、「戯言」「ことわざ」などを挿入するのは、苦し紛れの工夫です。「関わる」を目的にする「対話」では、輪郭のあいまいな、アナログ言語を多用しましょう。被援助者の内部に動いている自然治癒力を賦活するには、「固める」言語よりも、アナログ言語が有用なのです。乳児と母親の「対話」は典型です。そのことを、次にお話しします。

③分断された「いのち」の病理

デジタル言語を主成分とする、「文字言語」が、「こころ」の機能を二分しました。当然、心身不二の「からだ」も、二分されます。「いのち」は統一を志向しますから、さまざまな学習体験や生来の機能、を駆使して、生きるための、「とりあえずの統一」を作ります。「苦心の産物」たる「取りあえずの統一」が、生活環境の変化により、機能不全が際立ってくると、「防衛機制」などと呼ばれ、一旦チャラにして、修正・再構築を模索するのが、従来の心理療法の大枠です。とりあえず、日々、まあなんとか役立っている「防衛機制」、をチャラにしますので、「小さな混乱」が生じます。予めしつらえてある治療環境、の保護機能「かかえ」が、時間稼ぎとなります。「退行と依存」と呼ばれる状態です。

そのプロセスは、部屋の「家具の配置変え」、とそっくりです。まず、乱雑・混乱を引き起こすのも同じです。一度乱雑にして、配置換えをするのです。新たな配置では、前々からの家具を、「何も足さず、何も引かず」が理想ですが、とりあえず「廃棄」、となるものも出てきます。「廃棄」と言っても、実態は「倉庫へ備蓄」です。何時の日か役立つかもしれません。問題は、「足りない学習体験」です。従来の「精神療法」では、「保護されているなかでの、退行と依存」の体験記憶、の不足・不具合がメインでした。「保護されている中での」、足りない部分への、補充としての「新学習」が、従来の各種の心理療法の眼目です。しかも、「新学習」と言っても、従来の学習の「改変」の水準が理想で、まったくの「新学習」は、随伴するさらなる学習群を必要とするので「洗脳」と貶められてきました。だが、いまや、こうした、「家具配置変え」のメタファーは、過去の遺物となりました。

「軽度発達障害者による、重度発達障碍者の援助」とは、「とりあえずの統一」すら、いままでできたことのない、他の人の、「家具バラバラの部屋」の、「家具の配置」を手伝う「援助者」自身が、「自分自身は、辛うじて、何とか生活できてはいるけど、家具の配置変えを、各種いろいろ体験したことなどない」人であり、何より、「保護されているなかでの、退行と依存」体験記憶が乏しい個体ですから、他者の「小さな混乱ゆえの退行と依存」、を「抱える」、は無理です。援助者自身が、「安心できる二者関係の体験」の乏しい人、さえいるのです。新しいメタファー（理論図）が必要です。

④新たな図柄

「いのち」は絶えず、「纏まろう」「楽になろう」「成長しよう」との志向を持っており、試行錯誤を繰り返しています。「いのち」の本質、「内部恒常性」です。「自然治癒力」も、その変形に過ぎません。一見したところ、奇妙な外見を呈して、「苦し紛れ」などと蔑称されますが、そこには、「対処」「前向き」の志向、が必ず含まれているのです。被援助者だけでなく、援助者も、自身で、日々、「おこなってきた・おこなっている」、試行錯誤行動であり、しばしば成功してきたのですから、共感しやすい体験、のはずです。これを、新たなメタファー、「援助の理論図」としましょう。従来の「欠点探し」に替わる、「可能性探し」です。

精神援助活動では、「アナログ言語を沢山含む、音声言語」すなわち、「からだ」の感覚と繋がる「コトバ」、すなわち、「コトバ」の二種の機能の内、社会システムと馴染むための「コトバ」ではない、「いのち」「からだ」と繋がる「コトバ」、が多くなるように、具体的には、五感と溶け合う「コトバ」を多用し、「概念言語」を避けるように、との心配りを、途切れることなく維持しましょう。すべての言葉に、イメージや感覚を添える習慣を、自らの日常生活のなかで持つと、「音声言語」と「概念言語」とを見分けるセンスが身につきます。試みに、イメージを浮かべながら、この本を読んでみましょう。ちょっとしたトレーニングになりますよ。ただし、「いのち」と繋がらない「コトバ」、すなわち「概念言語」は、緊急事態を鎮静させる、「凍結効果」として、使える場合があります。乱用すると、「折伏」活動の「教祖」、すなわち「支配者」への道です。

第六章　治療の見通しのための病態分類

「軽度発達障害者による、重度発達障害者の援助」、を語る前に、ボクが日常の治療場面で保持している、「病態分類」、をお話ししておきます。これは、診断分類ではありません。診断分類は、統一された全体像、を目指すものですが、ボクの病態分類は、「援助活動の手引き」としての、頭の整理です。図1をご覧ください。(この図は、整体師である白柳直子さんが、ボクの治療実践を陪席して観察し、ボクとの対話・討論を経て、まとめたものです。白柳さんは職業柄、「からだ」とその機能、という視点からの観察・理解、に熟達しているので、「からだ」の発達凸凹としての発達障害、の理解に馴染みます。対話が生きます。)

ボクの臨床では、「生来気質」「保護環境との体験」「発達凸凹」の、三つの視点から、一人の患者を理解しようとします。したがって、すべての患者に、三つの視点からの検討を行うことで、援助のやり方を構成します。すなわち、どれかを全く無視した、治療・援助の構想は無いのです。図を見ながらお読みください。

① 生来気質

気質は、「統合失調症」の気質、「双極性障害」の気質、「うつ病」の気質と、三つを挙げます。

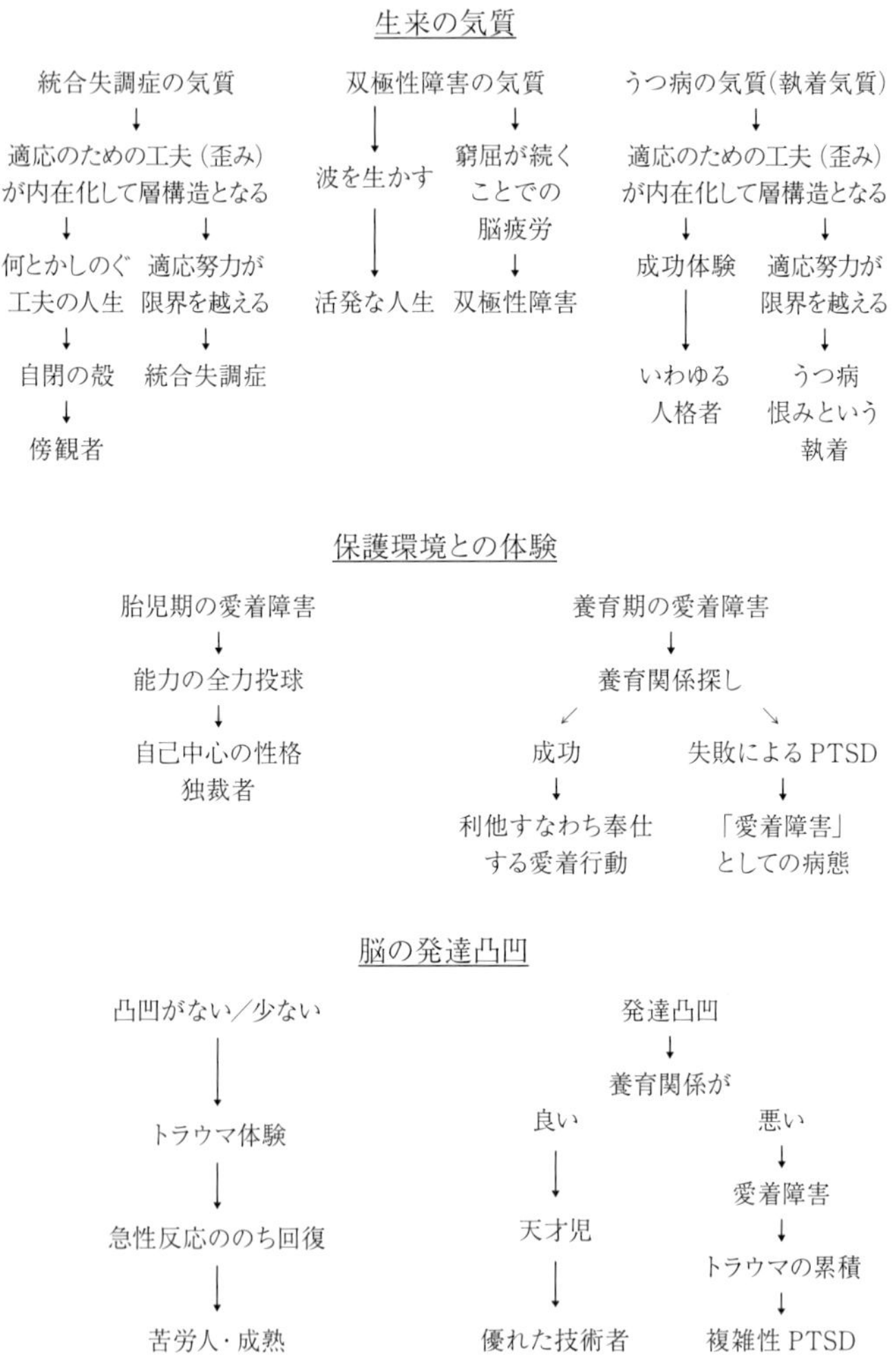
生来の気質
統合失調症の気質
適応のための工夫（歪み）が内在化して層構造となる
何とかしのぐ工夫の人生
自閉の殻
傍観者
適応努力が限界を越える
統合失調症
双極性障害の気質
波を生かす
活発な人生
窮屈が続くことでの脳疲労
双極性障害
うつ病の気質(執着気質)
適応のための工夫（歪み）が内在化して層構造となる
成功体験
いわゆる人格者
適応努力が限界を越える
うつ病
恨みという執着
保護環境との体験
胎児期の愛着障害
能力の全力投球
自己中心の性格
独裁者
養育期の愛着障害
養育関係探し
成功
利他すなわち奉仕する愛着行動
失敗によるPTSD
「愛着障害」としての病態
脳の発達凸凹
凸凹がない／少ない
トラウマ体験
急性反応ののち回復
苦労人・成熟
発達凸凹
養育関係が
良い
天才児
優れた技術者
悪い
愛着障害
トラウマの累積
複雑性PTSD

図1

もちろん、どの要素も含まない個体、はあります。ちなみに、近年の遺伝子研究では、「気質」は、遺伝子とその他のさまざまな因子との複合で決まるらしく、結果としての個々の気質は、いくらか連続しており、排他的ではないそうです。

(i) 生来の、「統合失調症」の気質では、外界への適応の努力・学習が、特異な歪みとなり、成長の過程で、歪みの層構造ができます。適応へ積年の努力が、限界を超えると、脳機能の失調を来します。「発病」です。外界適応を諦め、既存機能の保全を志向する、「自閉の殻」を工夫し、特異な人格構造型を保持することが安全策であり、その「殻」の内部で、気質（脳）の熟成も期待できます。「卵」のメタファーです。最近の脳研究によると、慢性の統合失調症の脳は、前頭葉が部分縮小しているそうです。外界適応に専念という機能活動が、システム全体の破綻をきたすので、外界適応機能の担当部分、の刈り込み（ネクロプトーシス）が起ったのだと連想すると、「自閉の殻」の中では、システムの熟成・成長が起ること、と辻褄が合います。「殻」に守られることで、刈り込みが防げるかもしれません。「自閉」を維持し、「世捨て人」として、穏やかな「知性人」の人生を送る「慢性統合失調」の老人はいます。「傍観者」です。

(ii) 生来の「双極性障害」の気質は、「気分本位」の脳なので、「窮屈が続く」と、「気分本位脳」の、「制御不能」が起ります。「波の暴発」です、精神生活に、揺らぎの自由が保障されると、「活発で人好き」、の人生となります。「脱線を趣味・癖」とする人柄です。

(iii) 生来の「うつ病の気質（執着気質）」は、「環境への同化」を志向し、それが成功して、「人格者」と呼ばれることも多い、「その道一筋」の「保守派」の一族です。「不成功」が続くと、「脳疲労・うつ病」となります。こだわる人柄のせいで、「恨みがましく」なる傾向があります。

②保護環境との体験（愛着の障害）

(i) 進化の過程で、「卵生」が「胎生」になった時から、「胎児期の愛着障害」の危険が生じました。子宮内は、母体の変化の影響を受けるので、卵の殻ほどの安定環境ではありません。子宮内環境が不安定（悪い胎教）なとき、受精卵・胎児は、自らの孤独な努力・工夫で、「いのち」を守らねばならず、いわば、「超早期の自立」、アダルトチルドレンです。加えて、ヒトは、脳の肥大への対策として、未熟児状態で母体から離されて、母による養育、を余儀なくされます。ヒトの発育早期は、「愛着環境を求めての、試行錯誤の努力」です。幸せな赤ちゃん、すなわち出生早期に、良い環境との体験を得られたヒトは、普通の人となります。得られたり得られなかったり、の不安定な環境では、「健全な胎内環境」に似た育児環境、が与えられないので、「意図せざる虐待」となり、「愛着障害」が生じます。その結果、「寂しさへの対処行動としての、充足希求作業」、を繰り返す旅人となります。臨床の場で見慣れる、「愛着障害者」の姿です。幸いに良い対象にめぐり逢い、癒されると、自らの体験を生かして、「利他」すなわち他者に奉仕することで自らも充足する、「愛着奉仕者」となります。

悲劇的なのは、「胎児期の愛着障害」です。超早期の「自立」体験は、「自立の鬼」という強固なパターンとなり、他者との関係でも、（弱い立場になる）依存関係、を拒否し、自立を保持するので、「利己」すなわち「他者を支配し、奉仕させる」関係、を追求するのみとなります。その努力と天性の才能とが協働すると、「独裁者」が生まれます。彼らは、根底に「愛着障害」を抱えており、「自立一本鎗」のせいで、「こころを開いた」情緒関係は不可能であり、常に寂しさを抱えており、「支配」を裏切った者への、怒りと報復は凄まじい形となります。まれに、「鉄人」「偉人」「宗教者」という「支配者」になることもありますが、その人たちはしばしば、暗殺などの悲しい「終末」を迎えます。「胎児期の愛着障害」は「幻の竹串」で容易に診断でき、こちらは、日常生活での、適切な距離を保つことができます。（『治療のための精神分析ノート』創元社、をご覧ください。）

③ 発達の凸凹

昔は普通だったのに、今では少数派となった「発達凸凹の少ない人」は、トラウマ体験により、一過性の混乱を起こしても、急性反応の後、回復すると、それが「人生経験」として、更なる発達の資材を得ます。「経験豊かな人格」です。不幸にも虐待やいじめを受けても、「愛着障害」

「トラウマ」「ＰＴＳＤ」を乗り越えた体験群が、「苦労人」という人格に統合されます。しかし、その人格の統合は、脆さと硬さを抱えており、接する人を「ホッコリ」させないところがあります。多くの場合、近親者・家族が寂しい思いをして、従来の精神療法の対象者となります。他方、「発達凸凹」は発達途上なので、援助者との、相互「忖度」のやり取りの関係を介して、随分の「癒し・成長」が得られます。

現今の多数者は、「発達凸凹」です。ありていに言うと、「いのち」の内側へも外側へも、生命体としての対処能力の、「種類が貧困」である状態です。つまり、発達の「未熟・ちぐはぐ」です。生命体は半閉鎖系ですから、外界へ適応することは、内側の基盤組み換えと同期します。生来の基盤の貧困な人は、変転する外界との関わりで、不適応反応を繰り返し、「愛着障害」を加重します。「複雑性ＰＴＳＤ」の完成です。

いま一つの特殊形があります。半閉鎖系の内界を辛うじて維持しており、外界からの刺激の流入で内界が不安定になることへの防御、に専念している姿勢です。ＨＳＰ（ハイリーセンシティブパーソン）と呼ばれる状態です。これは発達凸凹とは区別されていますが、ボクは、内部での緩衝機能の弱さを防御する目的での、外界選択能力であると考えます。その理由は、発達凸凹の人に高率にＨＳＰの特徴が認められるからです。ボクは、ＨＳＰを発達凸凹の人の優れた可能性として活用しています。それについては後述します。

卓越した「忖度」能力を備えた母親と、程度の軽い「発達凸凹」の子どもとの組み合わせでは、優れた育児環境すなわち「保護する殻」の成果で、「融通の利かない」独特の人格が完成し、優れた資質が凸部分にあると、それを強みにして生きる、「一芸に秀でた」人物が出来上がります。「天才」と呼ばれます。野口英世博士の人生が典型でしょう。「保護する殻」中で、資質の成熟が起るのは、「統合失調症」の気質の場合と同じです。「忖度」の能力の豊かな「治療者・援助者」が、「発達凸凹」の人を援助する際の、お手本です。「良いとこ伸ばし」です。

第七章　共有される、治療ハウツー

「発達凸凹」のヒト、への援助技術、をお話しします。先にお話ししたように、「診断」作業を、「欠点探し」に替わる「可能性探し」へと代えるので、「診断技術」が直接、「援助技術」となりえます。のみならず「被援助者」自身の、自分への「援助技術」「ハウツー」となります。「物語診断」に基づく「物語治療」、を本質とする、「対話精神療法」から、援助「ハウツー」への転換です。当然、診断にも援助にも、多種多様な「ハウツー」が必要になります。治療者と被治療者の双方が、ともに「発達凸凹」を抱える治療関係では、「直接に五感で捉えうる世界」を共有することが、「ズレの少ない関わり」の世界を作ります。以下に、さまざまな「ハウツー」を列挙します。一つ身に着けるごとに、「援助技術者」「被援助者」双方の上達となります。これら「ハウツー」は、本書のいたるところに登場しますので、その度に、この章に戻って、確認学習してください。

ですから、共同実験治療に参加している「援助される人」「援助する人」双方ともに、この章の「ハウツー」を、折に触れて、絶えず練習してください。日常に出会う人々や、テレビ画面の人物で、練習しましょう。独裁的な人はほとんど、胎児期の愛着障害のサインがあります。精神療法家を含め、華麗な理論体系を作っている人も、しばしば独裁者です。竹串の練習対象です。

①舌トントン、Oリングテスト

援助者としての必須の技術は、「センサーとしてのからだ」です。ごくまれに、天性の能力として、「センサーとしてのからだ」を持っている人（ＨＳＰ）があり、あるいは、種々の援助活動の、体験の結実として、この感性を身に着けている人があります。その他の、大多数の援助者と被援助者は、入門編として、「舌トントン」を身に着けてください。『心身養生のコツ』に書いてあります。「Oリングテスト」も習得してください。援助者と被援助者との「合意」、を積み重ねながら進むのに、必須の技術です。

②脳の邪気を認知する

「からだ」の、「苦闘している組織」からは、「邪気」が出ます。「舌トントン」をしながら、こちらの注意を探索針のようにして探ると、「舌トントン」が止まることで、「邪気」を把握できます。

図2は、左右の帯状回の「邪気」です。「フラッシュバック」のサインです。被援助者本人の陳述で、確認できますし、後述する「筆の気功」で、「邪気」

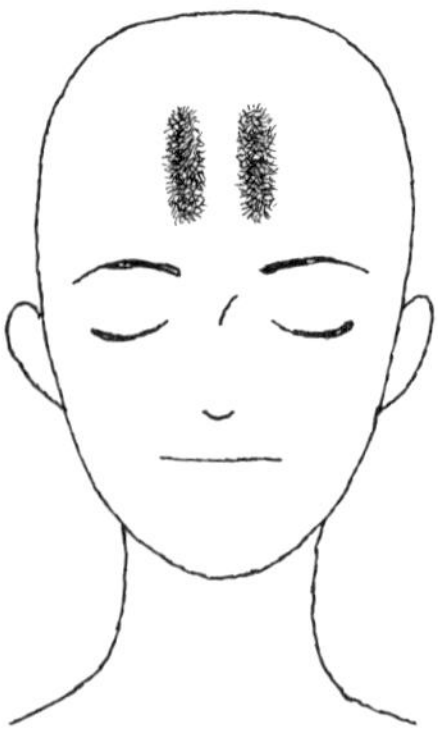

図2

が消失すると同時に、本人の自覚症状が消失するので、確診できます。この「邪気」を示す人は、「健康人」の中にも、ずいぶん多いし、「フラッシュバック」、を自覚していない人も多いです。そのような人に、「筆の気功」をしてもらうと、「脳が気持ちいい」と自覚されますので、明確な「イメージ」とならない、「気分」だけの「フラッシュバック」は、案外多いのだろうと思います。おそらく、「苦手」という状況は、「フラッシュバック」誘発状況なのでしょう。世の中に溢れています。あなた自身もお試しください。

図3は、発達障害者の、「ミラーニューロンの邪気」です。対人関係の情報処理の仕事で、ミラーニューロンが、疲労困憊しているサインです。発達障害者は、対人関係の、ことに「忖度」を必要とする場面での、過労・失敗で、「脳が苦しみ・疲労する」

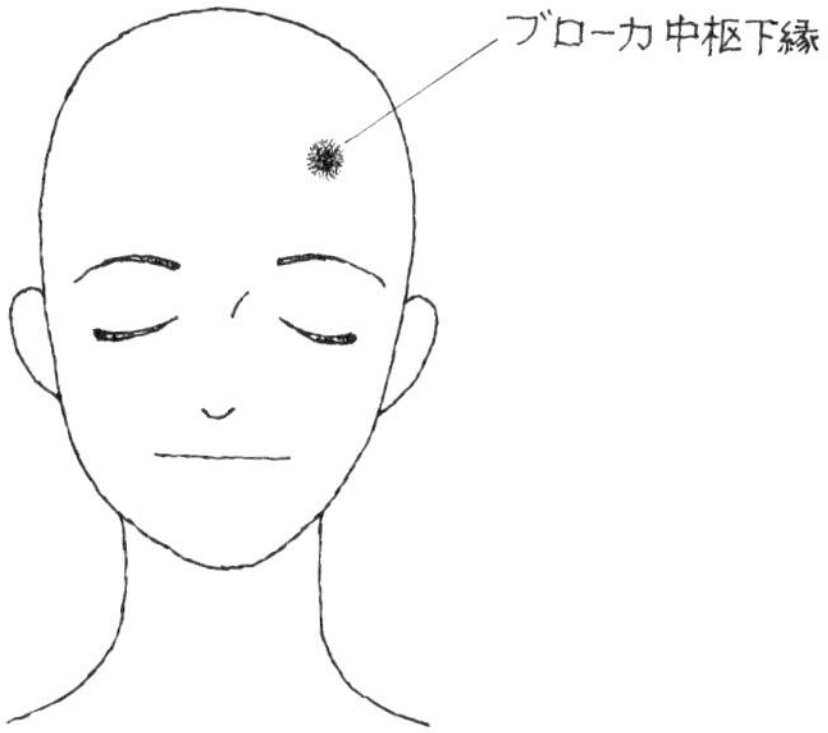

図3

のです。「邪気」の濃淡で、疲労（苦しみ）の程度、が量れます。当然、軽度発達障害を持つ援助者も、淡い「邪気」を示します。健常発達者なのに、淡い「邪気」を呈している人があります。対人関係の「世話役」を、日常にしている人です。野党からの追求に四苦八苦している際の内閣総理大臣を含め、大臣諸氏のテレビ画像で、しばしば、このサインを見ますので、日々の「忖度」作業のご苦労、が察しられます。しかも、一九八〇年代以降に受精卵だった年齢、の方では必発ですので、脳のご苦労が思いやられます。

③「からだ」に残る「苦労」の歴史

相手と正対し、相手の脳に注意を集中した状態で、「舌トントン」をしながら、「マイナス1歳、ゼロ歳、1歳、2歳……」と現在の年齢まで、「こころ」の内で数えて行く（初心のうちは、イメージの薬指を伸ばして、その指先で、相手の頭頂から突き入れる）、イメージの「気の竹串」を、頭上から次第に下ろしながら数えます。すると、「舌トントン」が止まる年齢が、おおよそ、脳の苦労の年齢です。「マイナス1歳」で止まるのは、「胎児期の愛着障害」です。胎内環境が良くなかったのです。「幻の竹串」で再確認しましょう。（『神田橋條治が教える心身養生のための経絡・ツボ療法』創元社、をご覧ください）。「愛着障害」の起源の年齢や、「ＰＴＳＤ」の原因である心的外傷の年齢や、双極性障害の波が極端であった年齢を、おおよそ把握できます。ただし、それらのいずれであるか、の鑑別はできません。脳に残る、「苦しみ」の痕跡、を察知するだけです。この技法は、被援助者が、一人で、自分自身の脳を相手に行うことも、当然、可能です。「自分で自分を診断できる」は自信を増やします。

④現在の「からだ」の苦しみ

同じ操作を使って、全身の探索を行うと、あちこちの臓器や身体部分の、「苦悩・闘い・疲労困憊」を察知でき、適切な診療科への、受診を話し合うこともできます。

⑤話の中の「苦悩」の察知

話をしながら、聴きながら、「舌トントン」が止まる話のところが、話し手の苦悩の話題部分、であることが、二人がそれぞれ、察知・合意できます。「センサーとしての身体」の水準まで修練してください。

⑥卒　業

以上を続けると、ほどなく、「舌トントン」なしで、「センサーとしてのからだ」だけで察知ができるようになります。「軽度発達障害者」は、自身の脳にとって「悪い」外界、を察知する能力、が長けています（ＨＳＰ）から、すぐに上達しますし、自身の心身に有害な外界を察知して避ける、という自身の健康法ともなります。それを「被援助者」と共同練習するという、日々の生活に役立つ技術を「ともに」練習する、という、情緒的かつ実際的な、「ともに」「援助」が可能となります。免許皆伝です。

⑦「筆の気功」

多くの精神科医は、経験的に知っています。フラッシュバックに、向精神薬は効きません。ボクは、漢方薬を組み合わせて、有効な処方を発見しました。インターネットで「神田橋処方」を検索してください。ただし即効性はありませんので、「五本指回し」という方法を考案しました。『心身養生のコツ』をご覧ください。

そのご、「筆の気功」という技法を考案し、いまは、それ一本鎗です。原理も効果も同じですが、「本人が自分でやれる」点が優れています。（「自助能力」の獲得は、精神科に限らず「援助を求めている人」の、全員のニーズです。）図4をご覧ください。下肢を巨大な筆と見立てます。脛が竹の軸で、足首から先が穂です。穂に水が含まれているとイメージして、それを搾り取るように、両手で、穂先の先端の数センチ先まで、優しく、扱くのです。通常、片足五回行います。上肢（前足）も、同じように行います（図5）。行った側の、脳の帯状回の邪気が薄れます。約半数の被援助者は、その側の脳が、「気持ちが良くなった」と自覚できます。次は、反対側の足を、被援助者自身で施術することを、練習してもらいます。ここが、この方法のハイライトです。なぜなら、自分の症状に対し無力であった被援助者が、「自分で治せる」自助技術、を獲得したのです。これこそ、現代の「精神療法」です。「I know」よりも「I can」が新しい「精神療法」です。「自助能力」こそ、新しい「精神療法」の核です。本書の中心である、「自分で何とかする」という基本方針、への入り口です。

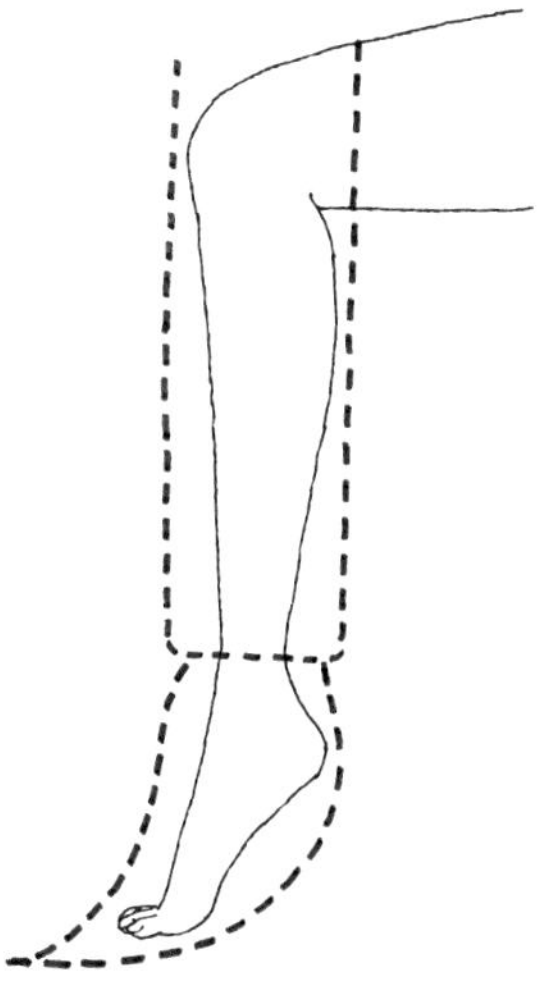

図4

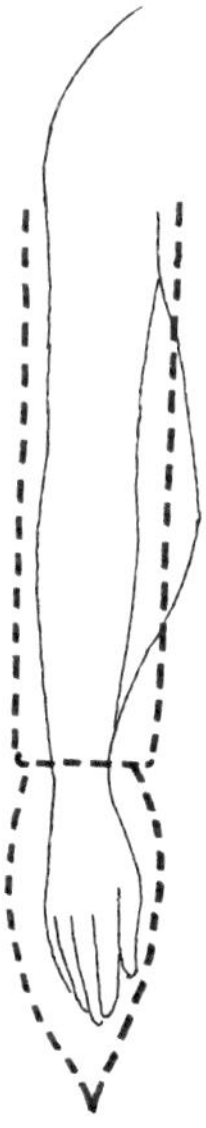

図5

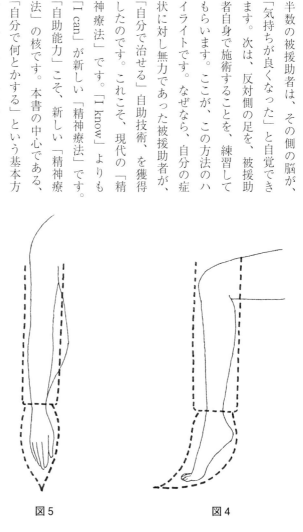

⑧良いとこ探し

この本の、最も核心になる技法です。頭の体操です。常識的に考えて、「良くない」と感じる、あらゆる現象（広義の「症状」）を取り上げ、症状自体あるいはその周辺に、見方を変えて、「良いとこ探し」をする、一種の遊びです。実はこれは、従来の精神科面接で行われている、一見素晴らしいと思える現象の中に「欠点を探し」「裏を考える」と、方向を変えただけですから、ベテランの精神科医にはおなじみの、「ひねくれ遊び」です。

視点は三つです。

(i) 一つは「対処行動」の視点です。これが最も大切です。最近では一般医療でも失われがちとなっている視点、「症状は病への抗い」です。高齢者では、軽い症状の陰に重篤な病が潜んでいる、は典型例です。「抗い能力の弱体化」です。逆に赤ちゃんは、症状が激しく治りが早いのです。被援助者の「症状」を、「不幸・苦しみ」への、「いのち」の対処活動である、と考えてみましょう。つまり、内部の闘いを察知するのです。「拒否能力」は優れた「対処行動」です。

(ii) 二つ目は「援助希求」「助けて」「分かって欲しい」つまり「援助希求」という、哺乳動物全般が備えている能力、の表現形である場合です。「泣き叫ぶ」「暴れ」が典型です。

(iii) 三つめは、「安静」です。闘争の後の疲労回復、あるいは「屈服」「白旗」「冬眠」です。「心身症」や「うつ状態」「無意欲」「過眠」「食思不振」などの形をとります。

「良いとこ探し」は、頭の体操であり、アイデア探しに過ぎません。「舌トントン」「センサーとしてのからだ」で、判断・選択をしますが、あくまでも、「治療仮説」です。「実験・研究治療」の入り口です。次いで、仮説に導かれての、「治療・援助方策」を、二人で考案します。両者が互いに、思い付いた「方策」を提案し、相互検討作業を経たのち、合意を得たら、「実験」です。「相互検討作業」は、「被援助者」の潜在能力開発、のチャンスですから、省くのはモッタイナイです。相互が自由に語れるのが、「共同実験者」という、新しい「治療構造」です。「発達凸凹」同士の、「知恵の出し合い」であり、かつ、「相互コミュニケーション」の訓練場です。

実験への反応で、「結論」が出ますが、必ず、見かけで判定せず。「舌トントン」「センサーとしてのからだ」で、本当に、「いのち」にとって「気持ちがいい」か否か、を互いに判定しましょう。薬物で「静か」になっても、「気持ちがいい」でないときは「×」です。「生き生きした」味わい、雰囲気が出現したら、成功です。何か、いままで休んでいた機能が復活したならば、生体に余裕が出たので、おおむね、「◎」です。

⑨巻き簾の気功

具体的なやり方については、『「心身養生のコツ」補講51～104』の59講「巻き簾の魔法」をご覧ください。その中にチョット触れている、「一人でカウンセリング」を活用して欲しいのです。

二人で行う通常のカウンセリングでは、コミュニケーションのズレ、が必発です。その修正に、多大の労力と時間を要します。一人で行うのは、「一人で悩む」という、日常作業の発展形です。「巻き簾」の状態では、連想がし易くなり、連想がひき起す、軽度のフラッシュバックへの、癒しの効果が加わり、連想作業を楽にします。コミュニケーションのズレの無いカウンセリング関係、の治療効果です。（一人でやっても、複数人格ですから、意見の対立・葛藤は生じますが、従来のカウンセリングに必発の、ディスコミュニケーションは起こりません）。連想が、強烈なトラウマ体験をフラッシュバックした場合は、巻き簾の姿勢を一時やめて、⑦「筆の気功」で、パニックを治療し、落ち着いたら、巻き簾に戻ってください。この「一人でカウンセリング」は、通常の「二人でカウンセリング」と並行して行っても、互いに妨げにならず、むしろ補い合うので、試みてみてください。本書をお読みになっている「援助者」にとっては、優れた、「一人でスーパービジョン」の効果があります。一言で言うと「自分の中に、臨時に、スーパーバイザーを拵える」効果です。

⑩ 片足ケンケン

「悩み」「適応」「防御」「緊張」などが永年続くと、意識が、外界に向けて配備されている習慣が続き、「自分」という「センス」が希薄になります。その状態を脱し、内側への意識を取り戻す。即効の方法があります。「片足ケンケン」です。直立して、片足で十回ほど、左右それぞれ、ケンケンするだけです。終了後に、脊柱の前方に中心軸のイメージが意識されているはずです。「体」全体を前方に小刻みに揺すって、イメージの中心軸を、脊柱の中心に移動させます。外界に注意を奪われ続けたせいで、中心軸が（体重が）前方へ移行し、そのせいで、肩こりがひどくなっていたのが治ります。すると、まず、「自分の身体に、満遍なく、注意が配分されている」気分が生じ、続けて、「いま、自分の置かれている、状況全体への気配り」の体感が生じ、「インスタント坐禅」の気分になれます。これを「被援助者」と「一緒に」行うと、「別々で一緒」という、不安のない「ともに」の関係が、一瞬ですが味わえます。発達凸凹の人にとっては、稀な体験であると思います。

⑪バリアを作る

昔、「統合失調症」者のための健康法として、「自閉療法」を発明したことの、発展形です。対人緊張・被圧倒感の多くは、「4層のバリア」を作ることで軽減します。4層の第一層は「皮膚」です。この皮膚に「裏地」を着けるとイメージすると、皮膚のバリアが強力になります。この方法の適応は、「対人緊張」という症状全般に有効です。「統合失調症」に限りません。ただし、「バリア」の出来具合を感知するには、多少の熟練が必要です。発達凸凹の人の多くは、感覚が鋭敏（ＨＳＰ）なので、容易です。『心身養生のコツ』に詳しく書いています。

⑫「拒否」能力

バリアは「拒否」の方法ですが、その基盤にある、「イヤ」という認知は、根源的な重要性があります。「防衛」の基本動因だからです。「いのち」にとっての、必須の感覚と行動です。「いのち」は一人では生きられないので、「ともに」が必要ですが、それによって、「いのち」の本質が侵害されては、本末転倒です。「細胞膜」の第一の機能は、「拒否」なのです。「適応」が「拒否」の洗練された形態であることは、発達凸凹の人にとっては、自明のことです。拒否能力の洗練こそ、健康法の基盤です。それを「援助者・被援助者関係」の中で、繰り返し修練しましょう。「拒否能力の育成トレーニング」です。

⑬多面人格

「多重人格」という病態があります。数種の人格が交代して出現します。おおむね、イマの状況処理にマッチした人格が登場します。機能としては、「状況回避」の機能です。どう考えても、「工夫」としか考えられません。「対処」という『自己防御』の工夫です。ボクは、「内閣」の機能を連想しました。個々の閣僚が分担して、状況に対応します。その際、行われている作業を、総理大臣が「おおよそ」知っていることが、健全な内閣です。ですから、「多重人格」の病態では「主格」が、「薄っすらと、でいいから」、事態を意識できていることが大切であると、説得に努めます。そして、すべての構造が「前意識」のレベルで行われることが「健康な精神状態」である、と告げます。「時と場合」を弁えるのが「柔軟」の実態だ、という「論理」を、取りあえずの拠り所とします。そのレベルの「健康人」は大多数です。

⑭ ＨＳＰの開発と修練

「虚弱児」は、育て難い「いのち」です。入念な環境設定や食品の工夫をしても、簡単に、心身の不調を来し、重篤になります。「発達凸凹」の赤ちゃんの育て難さ、は別種です。「あれも嫌、これも嫌」の連発です。無理強いすると、ひどい不調が出たりするので、手に負えません。どう工夫して、バリアを突破しようかと、親が工夫して成功する場合もありますが、⑫の「拒否」能力の視点からは、賛成できません。多くの発達凸凹の成人は、ＨＳＰの能力が圧殺されており、ＨＳＰ能力の再開発と、それを用いての外界の「取捨選択」の訓練で、心身が活発になります。そのことから考えて、おそらくは「環境への適応としての、自己歪曲」という、悲しい歴史があったのだろう、と考えます。しかも、ＨＳＰの能力を使って、他者を助ける活動を続けると、当人の人生総体が、活力に満ちたものとなり、ＨＳＰに由来する、人生の「縮小」部分は、相対的に小さな部分となります。実は後半部分は、ボク自身の実体験です。

⑮ 薬など

援助が、「治療」と名づけられたせいで、「薬」が治療手段の主役、のように錯覚されている、のが現状です。治療手段の主役は、生体自身の、自然治癒力であること、に立ち戻って考えると、「薬」は、自然治癒力を助けるのであり、損なうことがあってはならない、という原則が、浮き出てきます。強力な薬の作用、で抑え込まれた平穏は、軍事政権下のミャンマー、の平穏です。「いのち」の制圧、正確には「自然治癒力」の排除、すなわち、「いのち」の圧殺です。

「薬」の起源を思い浮かべると、食品、健康食品、薬草、漢方薬、抽出成分による薬、化学物質、と虹の七色のように並びます。初めの方は、一般人の世界です。漢方からあとは、免許を持つ者の守備範囲です。副作用・有害作用があるからです。だけど、副作用・有害作用は、個体との相性です。食品だって、人によっては、副作用・有害作用があることは、誰でも知っています。生体は、有益作用・有害作用を統合して、「許諾をする意図・能力」を持っています。しかし、その能力は、種々の理由で歪められた形で意識化されています。より純粋の、生体の許諾機能を顕在化すべく、大村恵昭先生が開発された、「Oリングテスト」の、意義は深いのです。化学合成物質が氾濫している今日、その応用範囲は膨大です。売り場に並ぶ食品の多くは、多くの人の心身にとって、「Оリングテスト」で「×」であることをご存じでしょうか？　試してごらんなさい。しかも、明らかな「細胞毒」である、抗がん剤が、「Оリングテスト」で「〇」になることもあるのです。生体は「必死・真剣・誠実」なのです。生体が「〇」を出す、「種類と分量」の薬を使うと、「自然治癒力」の補助となるのです。というのは、ボクという「老治療者」の、独断と偏見であり、大多数の治療者が、賛同しない考えです。「頭の隅に置いておく」、程度になさってくださいい。それどころか、ボクは、その時々の「気持ちがいい」を判断指針としています。ほとんど「信仰」です。自らのＨＳＰを拠り所に、工夫を重ねている、治療者としての、ボクの支えです。

さらに付け加えると、「発達凸凹」の人は、食品以外の物品にも、「×」を出す率が、とても多く、「ひどい好き嫌い」の体質、を持っています。ボクはそのことと、黒田洋一郎御夫妻の「脳発育への農薬有毒説」とが符合する、と考えています。「脳を護るのに懸命」の「いのち」です。

⑯「気持ちいい」環境を

治療方法が貧しかった昔は、「転地療養」という養生法、が広く行われていました。「水が合わない」、などの言葉もありました。衣類や寝具などを含めた、「からだ」を取り巻く環境、匂い・音・「コトバ」、ヒト、などの、「いのち」をとりまく環境を、「気持ちがいい」ものにしつらえることは、「自然治癒力」への援助です。「心地よい」活動、もそうです。特に留意して欲しいのは、「治療環境・治療活動」です。本人の自主性が、発揮され・尊重される、治療関係・環境・方法、は、素晴らしい、「治療」です。（先に紹介した、中尾智博先生の著書に、具体的な助言がありま す。）

⑰知　識

ヒトは知的生物です。「こども」でも、知的障碍者でも、その本質は変わりません。「苦痛・不幸」の状態から脱すべく、知的な「もがき」、は活動します。「知ろう」とする志向です。ことに「発達凸凹」の人では、知的活動が、人並み外れて凸である個体が多く、「知ろう」とする意欲が旺盛なことがあります。「援助者」になることを選んだ、動因ともなります。これまでのボクの助言は、「知的活動」を味方につける、との志向で話しています。更なる知識希求に応えるべく、本を紹介するのも、「寄り添い」援助です。その際、五感イメージで直接に把握することの不可能な、「教唆・知識・助言」は有害です。妄想類似の信念や感覚、に導くことさえあります。ただし、純粋な科学知識は気分が伴わないので、安全です。黒田夫妻による『発達障害の原因と発症メカニズム』（河出書房新社）は絶対のお勧めです。先に挙げた広瀬宏之先生の本は、援助者に向けての記述ですが、「援助される人・する人」が、ともに発達凸凹である今日、両者が同じ知識を持つ、ことの有用性は、とても大きいのです。避けて欲しい本は、「五感で捉えることの困難なコトバ」で記述されている本です。いま一つ、「援助法ではなく診断法」を書いてある本の多くは、「欠点探し」の精神で書かれています。山ほど溢れています。「百害と一利」の本です。実は、感覚の過敏なＨＳＰの発達凸凹の人が、本を選ぶ際には、「センサーとしての体」が使えるのです。本を開かないまま、本の側面に指を当てると、重なっている紙の切断面から「邪気」が立ち上ります。買っても読んでもいけません。著者の「邪気」です。瞬間選別法です。トレーニングと遊びを兼ねて練習しましょう。

第八章　援助の進め方

第一章で、「援助を必要としている人」を、「援助を求めている人」「援助を求めない人」の混在、と前提しました。当然、「援助を求めない人」として、「今は、それなりに統一されている、人」、はありましょうし、その人の内側にも、自身では気がつかない、「援助を求める魂」があることを、宗教者は前提しますが、通常者の世界では、援助とは無縁の人です。ですから、わたしたちが出会う人は、どこかで、「援助を求めるこころ」を意識できている人、に限られます。重症の精神病や認知症の人や意識障害の人では、援助を求めている「いのち」を、とりあえず、こちらが勝手に、想定して行動するしかありませんが、いつも、援助希求のサインを探す気持ちでいましょう。

また、わたしたちは、意識されている「援助を求めるこころ」、と手を結びますが、その際、「援助を求めるこころ」と「援助を求めないこころ」の、「葛藤」への援助、を引受けたのだ、と意識しておく、ことが有用です。「援助を求めないこころ」は、「自立の魂」を含んでいるからです。その「自立の魂」、の意向を尊重し、その魂の、意向・工夫・技術、すなわち「対処行動」への援助、を意図とし、態度とコトバで、折々に明示することが、援助者としての、標準の手順です。従来の精神療法では、「丸ごとの抱え」が標準の流れとなっており、健全な（従来、普遍的であった）「親子関係」、の雰囲気が膨れ上がっていました。現今の「親子関係」には、「抱えの貧困」があり、その上、自身も「発達凸凹」を抱えている、「昨今の援助者」には、「親子関係」は、荷が重すぎます。「少子化傾向」という社会現象はその傍証です。

① 援助方法案内

従来の援助活動は、両者の「忖度」能力、を頼りにしていますから、まず、丸ごと引き受けて、「相談に乗る」から、援助者自身が得意とする種類、の援助活動へ、滑らかに発展する場合が多数でした。今日の、「発達凸凹」同士の援助活動では、「相談に乗る」が、観光案内の水準、になるのが安全です。「五里霧中」の困っている人に、近未来の援助活動（複数）、のメニューを示して、紹介してあげる作業です（相性のよさそうな援助者を紹介し、アポイントを取ってあげるのもいいでしょう）。それを行うには、「広い視野と知識」が必要ですが、その質は、「観光ガイド」の水準で良いのです。むしろ必要なのは、自分のできる援助領域、の本質を把握していることです。援助活動の分野・種類が広くなり、それぞれが豊かになった現在では、このセンスは、「発達凸凹」の目立たない、すべての援助者にも必要です。例えばボクの場合、新しい内科学の世界はとんと無案内ですし、関連分野である、神経学の知識も古びていますし、行動療法についても不案内なので、各専門家に相談し、手助けを請うのが日常です。公的援助機関や手続きについては、まったく無知ですから、院内のケースワーカの手助け無しでは、診療ができません。個人としての日常生活で露呈して、自覚できているほどの、「発達凸凹」を持つ治療者は、「己の能力の分を知る」深さ（ベテランになると深くなります）、と「観光案内の的確さ」（読書や学会からの知識）、加えて、被援助者と「ともに」、インターネットで調べるサービス精神、が有用です。

②商品展示

医療の場で、最近、シェアード・デシジョン・メイキング（協働意志決定）、という考え方が重視されるようになりました。その説明を読むと、明々白々で、裏表無しの、「商品展示」を介する売買の形です。「言うに言われぬ」部分、を排除した、公明正大な契約です。ボクの連想では、一九八〇年以降に受精卵であった人々が、被援助者・援助者の大半、を占めるに至った現代に、「必要にして不可欠」の工夫、であると思います。手術の実況映像なども、提示されることが期待されます。

心理的援助の領域では、日常にありふれた、「行き詰まり」状況と「解決法」とのセットを、「商品展示」とする日が待たれます。いまだ未熟な段階である現状では、行動療法の分野では、「動物の行動変容」実験、のイメージ展示を、治療法の「商品展示」の代用としています。曖昧模糊とした商品展示しかできない、「内省心理療法」は、一九八〇年以前に受精卵であったヒト同士と、さまざまな人生経験を積むことで脳が発育し、幾分か「発達凸凹」の程度の軽くなったヒト同士の、援助、すなわち、「老人による老人援助」、に生き残るのみ、となりましょう。想を転ずると、「半ば認知症の老人も、捨てたものじゃない」、「軽度認知症の援助者による、重度認知症者への援助」の時代が、すぐそこまで来ています。「忖度能力」の残り火の、しばしの活用です。

③遠い「目標」と近い「目標」と、「イマへの対処」

内省を手段とした、これまでの「対話精神療法」の、遠い「目標」は、「自己実現」でした。生来の資質とその後の体験学習とが、フル活動できる状態、が理想像でした。今日では、手持ちの能力を「やり繰り」しながら、「まあ、なんとか納得できる、日々を送り」、が近い目標であり、今後の、脳の発育を期待するのが、遠い「目標」となっています。まずどこかで、「遠い」目標、について合意を得ておくことは、治療関係を安定させます。その合意を基盤に、近い「目標」に取り組みます。近い「目標」とは、被援助者本人の、「困りごと」の解決、すなわち、これから広く行われることが望ましい治療、の主標的です。それを切り出し「対象化する」作業、については、先に挙げた、中尾智博先生と原田誠一先生の本が詳しいです。お二人の先生の立場は「認知行動療法」であり、この治療技法では、治療活動における、「主体者としての精神行動」と

「治療対象となる精神行動」とを、分離することがスタートだからです。

分離が出来、治療法についての、商品展示と「相互の合意」、がほぼ完成したら、「これからスタートする作業、の妨げになる症状」の処理が必要です。「イマへの対処」です。手段としては、「環境調整」と「薬物」です。ここで、一つのコツがあります。「イマへの対処」全体が、「合意に基づく目標設定⇩対象化⇩治療法の商品展示⇩実験者同士の合意」の手順を、丁寧に踏むことです。「部分の中に全体が入っている」商品見本であり、小さな、シェアード・デシジョン・メイキングの練習なのです。

援助（治療）活動の実際は、ケースを提示して行うのが、分かりやすいでしょう。幸いボクは、『神田橋條治の精神科診察室』（神田橋條治　白柳直子　共著　IAP出版　二〇一八年）という本に、架空の七症例を提示して、援助（治療）の具体例を語っていますので、それを再利用して、現場での作業をお示ししましょう。

第九章　援助（治療）活動の見本

『神田橋條治の精神科診察室』に挙げている七症例はすべて、架空の症例ですが、診断・治療の両面で、「忖度」をフル活動している臨床作業です。それを、架空症例の実態は不変のまま、治療者の側だけが、軽度の「発達凸凹」をもっているせいで、「忖度」や、ボクの得意な「乱れ飛ぶ連想」を使えない、と想定して、記述しますので、原本の記述と対比して読んでくださると、理解が細やかになりましょう。治療者だけが、「発達凸凹」の人なので、「忖度」を不得意で診療した、という想定です。

① ケース1　うつ病と誤診されていた、双極性障害の青年

名前を呼んで、入ってこられたら、椅子を勧め、こちらの名前を言います。通常の礼儀作法です。ここで大切なのは、患者のブローカ中枢下縁に邪気が無いことと、帯状回の邪気が無いことを観察し、「発達凸凹」「フラッシュバック」を、こちらの、こころの内で、除外診断します。つぎに、問診票を見て、まず、「主訴」を確認します。来院者の自発的「情報提供」であり、来院の意図であるからです。問診票の内容、ことに「主訴」を大切に扱うのは、「患者の情報提供能力を、大切にすることで育成する」の第一歩です。「患者の提出したものは、患者の一部なのだ

から、それを丁寧に取り扱うのは、雰囲気作りになる」のです。後の項目は、記載が多いか少ないかを、とりあえず眺める程度です（情報提供の、意欲と質とを推測します）。そして、「主訴」の細部を質問します。大切なのは、「今、目の前にいる、状況での」、主訴のありようを尋ねることです。「楽に診察が受けられるように」、との配慮です。援助の姿勢の、先端部分の提示です。次に、「主訴」の周辺を質問して、症状のイメージを把握します。具体的なやり方については、これも、先に挙げた、中尾智博先生のご本に、詳細に例示されています。

つぎに、問診票やお薬手帳で、治療歴を眺め、「うつ病」として治療されてきたことを、「相互確認」します。次に、これまでの治療の、効果を振り返ってもらいます。緊急性が無い場合は、病気の全体像よりも、治療の結果の方が、「イマの状態」すなわち、目の前の「この人」に近いからです。そして、経過と現状を訊き、「うつ状態」であることを「相互確認」したのち、「うつ病」と「双極性障害のうつ相」との鑑別が必要であることを告げ、躁鬱の「波」に有効な薬物、「気分安定薬」を、「舌トントン」をセンサーにして選定します。一般的に適応頻度、の高いものから列挙しますと、「炭酸リチウム（商品名リーマス）」「バルプロ酸ナトリウム（商品名デパケン、セレニカなど）」「カルバマゼピン（商品名テグレトールなど）」「ラモトリギン（商品名ラミクタール）」「クロナゼパム（商品名リボトリール）」です。治療者が熟練していて、それぞれの薬の「雰囲気」を、自分の心身が記憶しているならば、その「雰囲気」イメージを、患者の脳に送り込んで、「舌トントン」で判定できますが、慣れないうちは、薬のサンプルを直接、頭に当ててもらって、患者の脳の雰囲気を「舌トントン」で判定します。自身が発達凸凹の治療者は、感覚過敏があるので、「舌トントン」が、正確です。五種類のどれも「×」であったら、とりあえず、「双極性障害」の診断可能性は排除です。この症例では、候補薬のサンプルを、次々に頭に当ててもらって、「Oリング」テストで、「リチウム」が合っていることを、「相互確認」します。

つぎに、こちらだけの「舌トントン」をしながら、患者の年齢をマイナス1歳から、数えて行きます。第七章の③の技法です。患者の「イマ」が安全な様なら、「舌トントン」が止まった年齢、の時に、何か「不幸な事態」が、あったのではないかを追想してもらいます。その際「内容は、言いたくないときは、ある・ない、だけにしておいてください。心を秘めるのは養生法です」と必ず言って、ください。小さいながらも、これは「治療・援助」としての助言です。

その後は、問診票の残りの部分を点検して、患者の背負っている、環境と歴史を頭に入れて、全体像の素描を摑みます。

初診時の治療操作、の最終は、現在服用中の薬剤の減量・除去の提案です。具体的なやりかたについては、『神田橋條治の精神科診察室』に書いています。そして、遺伝素因の話と、「大波・小波」の話は必ずします。この患者には、「発達障害」が無いことを、入室時に確かめているので、「蝶と菜の花」の例え話、をしますが、治療者自身の「発達凸凹」の脳は、情報処理の余裕がないので、話題が拡がると、自分の脳が「混乱」しますし、自身のミラーニューロンの疲労が酷くなります。ここまでで、初診を終了する、のが適切です。

互いに余裕があるようなら、「これで終わりますが、なにか、言っておきたいことがあったら、どうぞ」と誘っておくと、大切な情報が得られることがあります。それよりも、患者の自主性が尊重されるという、「援助」の操作になります。ただし、「何か、言い残したことは、ありませんか」との文章は、論理構造が複雑ですから、この患者のような、通常発達の人では差し支えないけれど、「援助者自身」がそうである場合も含め、発達凸凹者間のコミュニケーション世界、には不向きです。

自身が発達凸凹の治療者には、有利な点もあります。「自分の心身にとって、イヤな事物への過敏」です。これが、「邪気」の認知、をシャープにします。特に、「合わない・副作用が出そう」の敏感さは、幼い時からの、「好き嫌いの激しさ」に表れているはずです。この敏感さを活用すると、ちょっとした「天才援助者」になります。「舌トントン」が、はじめから不要な、治療者です。

この症例の初診場面では、差し当たり不要ですが、双極性障害へ処方する「気分安定薬」についての、知識をお話しします。これまでのボクの経験からの知識です。「被援助者」への助言に際して、有用です。対象者の多い順に取り上げます。

（i）炭酸リチウム：双極性障害の資質は遺伝します。そして、リチウムの有効な資質が、最も高率に遺伝します。発症に至らない家人を含め、リチウムが有効な家系には、際立った特徴があります。「平和・友好の資質」です。他者との温かな交流をしてしまう資質です。したがって、対人サービスの世界を生きてゆくのが合っています。敵対、閉鎖、怨念、秘密、などの、「非友好的」雰囲気、の中では生きられません。大石内蔵助が、仇討ちの同志を集める際に、真っ先に排除した人々です。炭酸リチウムとの付き合いでも、血中濃度でモニターしながら、気軽に、自分で減量や中止を実験して、失敗しながら学んで行く、という「いい加減」さが、精神健康法となります。体質は終生続きますから、炭酸リチウムのストックを「持っているだけ」で、小さな気分の波を自覚しつつ生きて行く、ことが達成目標です。遺伝子を持ちつつも、医療に関わらないで暮らしている、血縁者たち、と同じ水準です。

（ii）バルプロ酸：炭酸リチウムの次に多いのが、バルプロ酸の有効な人です。Oリングテストで適応を確かめたら、ボクは、「貴方に最適な職業は、屋台のラーメン屋のおやじです」と言います。すべてが自分の裁量とアイデアに任されている日々、の典型です。バルプロ酸の有効な人は「アイデアの実現」が、生き甲斐であり、健康法です。アイデアが出せない、出しても壁に阻まれる、境遇は、なんとか逃げ出さないと、人生も健康もダメになります。逃げ出せないときは、いまの境遇を「生活のため」と名づけ、別に、「人生のため」の活動、を設えるように勧めます。「アイデアが実現する世界を生きる」です。

バルプロ酸の有効な人は、一見したところ、双極性障害でないような、状態と病歴を示すことがあります。治療者のHSPの出番です。一瞬にして、仮診断がつき、Oリングテストで確定します。

(iii) カルバマゼピン：通常、猛烈な情動不穏と幻覚・妄想状態を示し、「保護室」が必要となる病状です。「非定型精神病」などと診断されたり、注射漬けにされたりです。これも治療者のHSPの活用でカルバマゼピン投与により、多くは一週間で、落ち着き、二週目には、大部屋で生活できます。落ち着いた後、「病識」が明確なので、外来治療がスムーズです。「薬を持ってるだけ」の状態、になる人は多いです。

(iv) ラモトリギン：文献で言われているほどには、高頻度ではありません。特徴は、「芸術的感性」と通称されるような、細やかな感性です。それが揺さぶられたり、圧制されたときに、混乱状態になります。これも治療者のHSPなしには、診断が難渋します。

(v) クロナゼパム：「基底気分の不安定」によって、言動が落ち着かず、過敏になる、形です。クロナゼパム服用で穏やかになるので、本人が「効いている」と自覚します。これも治療者のHSPとOリングテストの出番です。

総じて、双極性感情障害の遺伝子は、温かな地域に濃く分布しているようです。東南アジアではウンと多いかもしれません。

②ケース２　発達障害の10歳の子

一見して、「イマ、取りあえずの援助、が必要な人」は、二種です。一つは、「緊急事態」です。もう一つは、「当事者が、困り・疲れ・混乱している」ときです。「情報提供力」が弱っています。とりあえずの、こちらの「操作」は、「診断作業協力への、関係者の能力」への援助です。これは、これからの「援助作業」の「商品見本」でもあります。

この子は、ブローカ中枢の下縁の位置（ミラーニューロンの突端）に、著明な「邪気」がありますから、発達障害児であることは、一見して判ります。その所見が無ければ、神経学領域の、さまざまな「病気」を疑って、神経内科に相談するところです。しかし、椅子に乗ってグルグル回りながら、「気持ちがいい」雰囲気を噴出しているので、診断に疑念はありません。この子の脳の「左右帯状回」には、著明な「邪気」があります。一般原則としては、このサインを見たら、直ちに、第七章⑦の「筆の気功」をします。「フラッシュバック」のサインであり、これを処理することは、以後の診察を豊かにし、かつ、診察・検査、が有効な治療を含んでいるとの、「商品見本」になるからです。ただし、この子の場合は、折角の、「気持ちがいい」「椅子遊び」、を止めさせたくなかったので、後で行うことにしました。お父さんにも、ミラーニューロンの「邪気」があります。お父さんは、社会生活に何とか適応しておられるので、ひょっとして、「小脳」に邪気が有るか無いか、が気になりました。脳の、さまざまな分野の活動を、苦労しながら行うと、個々の活動の、調整・統合をする、「小脳」が、疲れます。小脳の「邪気」が確認できたら、ボクが、最も上質であると確信する、屋久島薬草販売（インターネットで検索できます）の「春ウコン」のサンプルを小脳に当てて、「Oリングテスト」をして、一日の量も、「Oリングテスト」で決めてあげます。子どももお父さんも、ネイチャーメイドの、B6とマルチビタミンミネラルを、ブローカ中枢下縁に当てて、「Oリングテスト」で、一日量を決めてあげます。

薬物を筆頭に、食品や衣類や日用品への「好き嫌い」は、「からだ・こころ」の正しい選択であるから、それに従うように助言します。試みに、この子が着ている「衣類」のなかで、「舌トントン」で合わない物を脱がし、Oリングテストで、合わないことをお父さんと確認します。次に、その衣類を子どもの顔に正面から近づけて、子どもが「気持ちが悪い」と感じることを、確認します。その子のHSPの開発であり、助言の正しさの証明です。加えて、その子が、「自分は判定ができる」と、自信を付け、両親も、子どもの「好き嫌い」を尊重するようになる、「精神療法」です。フラッシュバックのサイン、がありますから、「筆の気功」をして、その際の、「気持ちがいい」を確認しておいて、お母さんにさせてみて、朝夕行うように勧め、さらに、「焼酎風呂」の勧め（『心身養生のコツ』に説明しています）、を行います。前の本に紹介している、「五本指いい子」は、最近の発展形である、「筆の気功」に代わりました。黒田洋一郎さんの本の紹介と、「脳は七十歳までは発達し続けて、バックはしないのです。状態が悪くなったと思って精神薬を使う前に、Oリングテストで、薬との相性を確かめてください。薬で、発達がバックすること、はあるかもしれませんから」、と必ず忠告します。

余談ですが、「会ったとき・別れるとき」に、「ハイタッチ」をすると、子どもは、病院を好きになります。「発達障害者」は、人との交流を嫌ってはいません。求めているけど苦手、なのです。「ハイタッチ」は、技術も熟練も忖度も不要の交流です。一見したところ、同じように交流を避けている、「統合失調者」は、「交流への不安・恐怖」があります。「ハイタッチ」をした瞬間に、困惑の表情がよぎります。現在、「統合失調症」と診断され、治療を受けている人に、「ハイタッチ」をして、「気持ちがいい」の雰囲気が見られたら、病歴を再検討してみると、実は、「発達凸凹の人」の「適応障害」による、「統合失調症状態」である、と誤診を発見することがあります。

薬物の選択と量の決定も、「Oリングテスト」で行えますので、家族全員に教えると、仲間意識の育成になります。

③ケース3　愛着障害の女性

自身、「発達凸凹」を抱える援助者は、自らも、多少とも「愛着障害」を抱えています。「愛着関係は苦手」です。被援助者の、「迫る雰囲気」に対し、「ウッ」と「身を退く反応」が生じる、のを自覚します。その理由は、以下の通りです。

「発達凸凹」では、母親が「育て難い子」と感じる、関係になりますから、軽度発達障害を抱える治療者自身の早期母子関係でも、愛着障害を引き起こし勝ちです。第四章でお話しした「愛着奉仕者」の水準にまで成長していても、自らの歴史体験が噴出します。フラッシュバックです。それゆえ、「身を退く」反応が生じます。ヒトの「こころ」の常として、反対の、「熱意を燃やす援助欲求」との、アンビバレンスが生じます。援助者に生じるこの反応は、これからの、「二人の関係の未来」が、波乱万丈となるであろうとの予測と、その嵐を引受ける「覚悟」なしには、手出ししないことが、「倫理」です。引受けると、「患者は治らなくても、治療者は治る」結末になります。治療者を支える人間関係（同僚・スーパーバイザー・研究会）、を準備しましょう。自分自身と患者のための、「保護環境」です。

面接技法としては、『神田橋條治の精神科診察室』にある、「もう長いの？」という問いかけは、「禁忌」です。「鬼が出るか蛇が出るか」予測不能、の問いかけは、「引き出された、多彩な内容」、を活かすことの下手な、「発達凸凹」の治療者の脳、を混乱させます、あるいは、「ピント外れ」の対応をしてしまいます。自らの、「身を退く反応」を知恵として活かして、「情動を含まない、数字の含まれた」問いかけから、スタートしましょう。『神田橋條治の精神科診察室』にある「ここに来られるきっかけは、誰かに聞いたとか、どういういきさつがあったのかな」などは、「構造」を問うており、「こころの中身」を問うていないので、安全な「第一声」です。「自己紹介」後の、第一声として、汎用性があります。次は、問診票のすべての項目について、簡単な、「輪郭が鮮明になる」確認質問をして、本人が提供した「情報」を、「受け取る作業」、を一応終結します。

つぎは、「精神科治療では、相性が大事だから」、試しに通院してみますか？と問い、了承されたら、これからの作業の計画、すなわち、ⅰ薬の整理、ⅱ通院頻度、ⅲ次回までにして置くこと、などの「構造」の取り決めを話し合い、最後に、本人の要望を問います。これは、「内容の目次」の程度です。すなわち、「眠れない」「イライラ」「パニック発作」などの苦訴を聞き取り、治療の優先順位を取り決めます。これも「構造」です。

ボクは若いころ、「境界例」（今日の「複雑性ＰＴＳＤ」にほぼ一致します）を専門に、治療をしてきましたので、豊富な経験があります。『神田橋條治の精神科診察室』には、それを盛り込んでありますから、豊富な記述になっていますが、実際には、「数回に分けて」行っているのです。

治療では以下の点に留意します。

(i) 映像として目に見える提案に限る：愛着障害の人とは、ディスコミュニケーションが生じやすく、情動の付与されるテーマでは、食い違いが必発です。逆に、目に見える映像は、その危険が少ないのです。「絵にかいてもらう」、も有効です。

(ii) 悪人を作らない：話に登場する人を、悪い人と見なさない。何らかの事情で、その振る舞いをしたのだ、と考える習慣を持ちましょう。人はみな、哀しい・不幸な人生を、懸命に生きているのだ、と自分に言い聞かせる習慣を、せめて、診察室の中だけでも、維持しましょう。

(iii)「地球におんぶ」「コアラの気功」：愛着障害の治療の核心です。『神田橋條治の精神科診察室』にも紹介していますが、『心身養生のコツ』に、詳しく書いてあります。実の母にしてもらう「母におんぶ」が定法ですが、母子関係が複雑なら、とりあえず「地球におんぶ」です。「母におんぶ」では、母親への治療効果があります。「歴史の穴埋め」です。

(iv)「リストカット」：愛着障害の人、ことに女性では、「リストカット」が頻発します。それへの対処としては、『心身養生のコツ』『「心身養生のコツ補講」51〜104』に紹介する、「円盤の気功」が有効です。

ここでは、医者対患者という医療の場、を例にお話ししましたが、医療ではない、「援助活動の場」でも、同じ心得と方法で良いのです。ただし、医療という半閉鎖構造の枠で守られている場よりも、フリーな空間での方が、ブレーキが無く、暴走の危険があります。細心の配慮と技術を必要としますので、自身が、発達凸凹の歴史を抱える人では、敬遠し、発達凸凹の少ない援助者や治療グループや、あるいは、援助者と被援助者との間に治療の道具を置いた構造、たとえば、芸術療法が安全です。殊に「布コラージュ法」（インターネットで検索してください）の治療を導入するのが、自他のためにお勧めです。

④ケース4　成人の発達障害

現在お読みになっているこの本の、メインの部分です。「重度発達障害者への援助」だからです。しかも、「軽度発達凸凹者による」です。

まず何より、出会った瞬間に、左前額部、ブローカ中枢下縁の邪気と、左右帯状回の邪気、の濃さとを把握します。「必ず、潜在しているはずの、愛着障害が、事態を混乱させる」と自らに言い聞かせるのを、面接の進め方を考える際の、必須の前準備とします。自分のためでもあり、相手のためでもあります。通常の会釈と自己紹介のあとは、「紹介状」を手に取り、自分だけで読みます。「紹介状」についての、しきたりに沿った、自然な手順です。発達凸凹の人は、風変わりな情景に対し、緊張しますから、当人の見慣れた、予測済みの、自然な手順が安全です。本人に見せてもよい内容なら、「見ますか？」と問い、返事がOKなら、本人に手渡します。すべての操作や助言を、被援助者のOKを取って進める、という、インスタント「契約」の精神が、「発達凸凹」の人との付き合いでは、常に必要な、「不意打ちを避ける」「安全操作」です。自分の目と相手の目との距離が近く、手紙の位置が遠い方が、「一緒に読む」の雰囲気になります。内容について、逐次採り上げて、確認や疑問の提示をしたり、当人の意見を訊いたり、質問したりします。「訴えの明細化」です。質問にも答えにも、数値を多用して、「あいまいさ」を減らす習慣が、大切です。診療の場合は、要点を、当人の読める位置で、カルテ記載します。未来に必発の、「記憶の歪曲」、への備えです。次に、服薬内容へ話題を進め、副作用について訊きます。「副作用の少ない援助」を志向している、ことの表示です。ここまでは、一律の手順です。

「帯状回の邪気」を見て取っている場合は、まず、「フラッシュバック」の説明をして、対処法としての「筆の気功」を提案し、即座に実行し、効果を互いに確認し、朝夕行うように勧めます。常に「共同実験作業」の雰囲気を壊さないように、心がけます。「アフターケア」としての、「焼酎風呂」も紹介します。文書になったものを、その場でコピーして、相手に手渡すと、すべてのプロセスに立ち会っている「現実感」が確かさをもたらします。『心身養生のコツ』を購入してもらうのも、正確なコミュニケーションに役立ちます。

いよいよ、病気の内容の聴取です。患者はこれまでの経験から、時間の流れに沿って、報告や訴えをしがちですが、「近くから遠くへ」の鉄則を守ってください。すなわち「イマ・ここ」での、病状・気分から問うて、その「改善対策と工夫」についての、本人の、これまでの経験と有効性とを問います。当人だけが知っている情報であり、当人の「対処能力」「陳述能力」の、一端が読み取れて、これからの援助の方向、が示唆されます。時間を溯って訊きながら、有害な結果に終わった治療について、日時を含め、正確に記載します。「有害・失敗の経験を活かす」です。同じ意図で、次は、現在服用中の薬剤についてと、過去の薬剤について、「先ず副作用から」問います。「悪いもの除去」を、「人間でない」ものから、始めるのが、好ましい手順です。アンビバレンスを引き出さないからです。話題にしている薬の、サンプルを取り出し、「Oリングテスト」で「相性」を確かめ、「×」と出たものを除去することと、「離脱症状」について話し合います。次は、可能な来院頻度について話し合い、治療の進め方について話し合います。

初会面談の留意点は、「ディスコミュニケーション」を恐れ、輪郭の明確な話題、数値を多用した対話に限ることです。その配慮は、安全で居心地のいい、「場」の雰囲気として、作用します。「ご馳走でなく、消化・吸収のしやすいもの」、がキーワードです。

発達凸凹の人向けの、「生きて行く未来」、への計画は、一つです。「各人異なる、脳の得意部分を、集中して訓練する。不得意部分は回避する」です。得意部分を伸ばす訓練には、補助として、不得意部分も、少し参加せざるを得ないので、意図せざる、程よい訓練になります。そうでなくとも、脳全体は、懸命に成長しようともがいていますから、得意部分の集中訓練の方を、補助だと見なしてもいいでしょう。ノーベル賞受賞者や前衛芸術家の、老熟は例証です。

そう考えたとき、平均発達と「忖度」能力の普遍、を当然の前提とした、これまで、そしていまも行われてきている、「教育制度」は、今日の「ヒト」の実態に、合わなくなっているのです。「いじめ」などの悲劇、の頻発が査証です。とりあえずは、登校拒否・休退学などを、「当該個体にとっての、健全な対処活動」として奨励する、ことが「適切な援助」でしょう。「苦手を避ける」は「個性を伸ばす」の部分・発展形です。「不登校児だった天才」は、沢山知られています。江戸時代に、「塾」に行っていた子は、「特殊児童」だったはずです。「読み書きそろばんができるなんて、職人としちゃ、見込み無いなあ」というセリフを、寄席で聞いたことがあります。いつの世も、少数者が、問題児扱いされます。数ある人生コースの中から、選りにも選って、援助者として生きる、を選んだ、「貴方」も、不得意部分が山ほどある、少数派のはずです。ボク自身もそうです。東大の博士課程に行くほかには能の無い、人だっているのです。オリンピックを目指すしか、能のない人もいるのです。そして皆、年とともに、不得意部分が、少々発達して、全体に生きやすくなるのです。自分に合った、一度っきりの人生コース、を探しましょう。

さあ、診察場面に戻りましょう。いよいよ歴史を話題にします。従来の、「欠点探し」「反省」の雰囲気ではなく、「可能性探し」「希望探し」です。

過去を、三つの時期に分けましょう。一つは出生から幼稚園までです。この時期は、当人の発育史です。基盤の資質です。母親しか知らない過去です。ここで、優れた資質を探します。「猫と仲良しだった」は、非言語的交流能力。「食べ物の好き嫌いが激しかった」は、感覚の鋭敏さＨＳＰの萌芽。「動き回った」は、運動能力。といった具合です。「可能性探し」です。二つ目は幼稚園時代です。ここが最も大切です。初めて社会に出たときに、発揮された、「意欲と能力」です。間違いなく、天性の資質です。迷ったとき、本質に戻ろうとするときには、常に、幼稚園時代の様子、なかでも、当時の「気分」の記憶を拠り所にして「これが、私だ」と思うのが正しいのです。三つめは、困難な時の振る舞いです。苦し紛れのときには、資質が動員されています。すべてにおいて、「筋肉」活動が最も目の付け所です。ヒトは「動物」だからです。「目」の活動もポイントです。ヒトの、意識的、情報収集の最大の窓口だからです。

歴史探索の方法として、個人史の年表を作ることを勧めてみましょう。それが資質に合っている人だけにお勧めです。その際、出来上がった年表は、持ってこないことを原則にしましょう。面接時にどこを中心に話題にするかを本人に準備してくるように勧めます。また、記憶が脱落して、空白になっているところを、埋めようと努力「しない」ように注意します。「まだ伏せておく方が安全である」との「いのち」の知恵である。と伝えましょう。「伏せておくことが、健康に寄与する」という示唆は、発達凸凹を持つあなたには、思い当たる真実でしょう。

歴史を含めた探索で、資質の可能性が見つかったら、実験です。実験のやり方の発想にも、本人の資質が現れますから、失敗も経験だと、まず本人の「思いつき」を試しましょう。発達凸凹の人では、全員に共通する「トラウマ」は、「資質を潰された」です。資質が「非常識」だからです。沢山の「天才」が潰されているのです。援助者である貴方にも、身に覚えがあるはずです。

ですから、最後に、「発達凸凹」の人に限らず、すべての「被援助者」に必要不可欠の、「方法」を提示しておきます。本質として、生命体すべてにとって、必須の「方法」ですが、「資質を潰された」発達凸凹の人では、特に必要ですから、単に「こちらが尊重する」だけではなく、「奨励し訓練する」ことが望ましいのです。それは、「拒否能力」です。「いのち」が生きるのに不可欠の機能です。「赤ん坊はNOという言葉をまず覚えるべきだ」と、あのウィニコット先生が言った、と読んで、嬉しかったのは、もう半世紀も昔です。

なお、発達凸凹の人では、「愛着障害」が必発であることも、「こころ」に留めておきましょう。その治療は③でお話ししました。

⑤ケース5　うつ病の中年男性

『神田橋條治の精神科診察室』では、いわゆる「新型うつ病」についてのボクの考え方を、詳しく語っています。まず、それを理解してくださると、「うつ病」についての理解と接し方について、考えが纏まります。うつ病を一言で言うと「脳を中心にした、いのちの、過労・疲労」です。ですから、中心の症状は「機能低下」です。そして「機能低下」への各人それぞれの「対処の工夫」が、表面の症状として表れています。ですから、個々の病者の「対処の工夫」が、その人に馴染む「援助の工夫」へのヒントです。「毎日の生活が辛くて、生きるのは、精一杯です」は機能低下の訴えです。「死んでしまいたい」は、「対処の工夫」です。その意図を汲むと「とかく休息・安らかな睡眠」が「援助の工夫」です。「戦線離脱」を頻発する、「新型うつ病」の行動は、当人が学習した「対処の工夫」である、ことは『神田橋條治の精神科診察室』で、詳しく説明しています。

未来への悲観、は基本症状です。その状態での、前向きの志向は、原則として負担です。逆に、過去への追想は「対処の工夫」です。アルバムを見たり、診察場面で昔語りをするのは、「援助の工夫」「精神療法」です。

しかし、会話を用いての「触れあい」は、自身が「発達凸凹」を持つ治療者には、不向きです。うつ病者も、会話での「触れあい」は不向きな傾向があり、皮膚の「触れあい」が癒しです。懐かしい物品やペットを「触る」行為は「精神療法」です。診察でも「触覚」のやり取りを増やしましょう。漢方治療の「腹診」なども「触れあい」です。自分で自分を触る「化粧」なども有益です。まれに、診察としての「触れ合い」も苦手なＨＳＰの治療者がありますす。その場合は、家庭生活で「身体の触れ合い」の機会を増やすように助言します。スーパービジョンの一種です。

機能低下への対処としての「抗うつ薬」は、次の段階です。薬の味や飲み心地や効果について、細かに問うのは、感覚のリハビリテーションの効果があるかもしれません。診察中に「目の力」に注意を向けて、活力が出たときは、一瞬直前に、何か「良いこと」が起ったと推測し、探索するのは、発達凸凹のせいで、「感覚過敏」のある治療者、の特技となるかもしれません。回復期のうつ病者の、「溢れる情緒」は、頑張って応対すると、こちらの脳が疲れるので、静かに受け取り、応対できる近親者との関わりへ誘導するのが、病者と治療者の、今後の健康に役立ちます。治療者自身の、発達凸凹ゆえの「感覚過敏」は「舌トントン」「センサーとしての体」などを駆使して、目の前の病者と、薬物や健康法や衣食住の環境や生活のあり方などについて、相性を判断して助言したり、「舌トントン」を教えたりする、援助を可能にします。発達凸凹のない治療者が行う、心身総体を使った「関わり」である、「支持療法」と取り換えることで、優れた「援助」となります。「方法伝授」という関わりです。

⑥ケース6　アルコール依存症の男性

アルコールは「抗うつ作用」がありますから、まず、「うつ状態と対処」を除外診断することは『神田橋條治の精神科診察室』に書いています。

酔っぱらいは、「酔って、管を巻く」という振る舞いがります。アルコールにより抑制が取れたせいで、「甘え・恨み・愚痴」がないまぜで噴出する、症状です。つまり「対処行動」です。依存症治療の達人と見なされている治療者は、「秘法からみ返し」という、独特の応対術で、「調子を合わせる」対応をなさいます。「管を巻く」にユーモアと情愛を交えた、「忖度の極致」です。発達凸凹の人が最も不得意なコミュニケーション形態です。

代わりに、発達凸凹の人が得意なサービスがあります。依存者が飲んでいる酒類の種々の現物を持参させて、本人の体との相性を判定してあげることです。彼らの「孤独」が、少しばかり癒されます。「指トントン」を教えて、自分で択べるようにしてあげるのもよいでしょう。ある種の「親しみ」の関係が出来たら、第五章の⑨「巻き簾の気功」を教えてあげましょう。「巻き簾」の動きをしながらの「一人でカウンセリング」です。実際は、少々アルコールが入った状態で「一人で、管を巻く」のです。そしていつかは「素面で管を巻く」を勧めましょう。面接場面の表出が、「節度」あるものに代わります。あとは「自己実現」を目指して、幼稚園⇩中学の頃に夢見た未来像を思い出してもらい、それに似た雰囲気を生活の中に持ち込むのです。これを「あらかじめ失われた、人生」の「かのような復活」と称します。中年以降のすべての心身不調への援助の目のつけどころです。

⑦ケース7　統合失調症の学生

発達凸凹の人は、感覚過敏があるので、イメージのハイタッチを投げることで、この新患さんが「統合失調症」であるらしいと、すぐに分かります。ほんのちょっとの練習で、コツが摑めます。対人緊張が強くて、当人は委縮しているので、「マイナス探し」の診断は可能でも、「良いこ探し」は困難です。第五章の、中心軸を作るための⑩「片足ケンケン」と、⑪「バリア再建」をしたらいいのですが、「指導」は人間関係なので、緊張を高めます。「柴胡桂枝乾姜湯」は物品なので、緊張を高め難いです。有益な薬が見つかったことが、診察の場の緊張を減らします。付き添いの人を検査に参加させると、緊張が減ります。治療者への対人緊張が減ったら、対人緊張を話題にして、それへの対策として、「片足ケンケン」をしてもらい、そこまででやめるか、「バリア再建」までやるかは、チョット迷って、本人の余裕次第で選択します。この選択も、発達凸凹の治療者では、し易いはずです。次は、快食・快眠・快便という「健康の三要素」を訊き、おおむね、漢方薬を処方します。

抗精神病薬の選択については、理想的には、次回の診察に回します。一般的な「健康志向」の診療を行って、それが「精神状態に及ぼす効果」を見るためと、患者の情報提供能力が向上してからの方が、精神症状についての、共同実験としての、治療方針が立てやすいからです。

統合失調症は「自分が無い」「自分の確立を求めて」が「中心の病理」である、とボクは考えています。その病理への「対処能力」として、自分の「苦しみ」を「対象化」して、対策を探す活動を、治療者が「援助する」、を大綱としますので、「任せなさい」は「非治療的」であると思っています。本人が（意識して、あるいは無意識裡に）すでに発案し、行っている「対策」「方策」を探し、それを改良して、試みるのが「ともにある」治療の雰囲気です。「方法」「物品」などの「具体物」無しの「ともにある」は、統合失調症の脳には、「戸惑う世界」であり、妄想の原因です。その論理は、発達凸凹の治療者には理解可能であると思います。

⑧ケース8　高齢者

『神田橋條治の精神科診察室』にはありませんが、高齢者が増えている現状なので、これを加えて置きます。高齢者の診断・治療の焦点は、「有害物の除去」です。

いま一つは、「軽い意識障害」の察知です。ボクは一九八四年に、最初の著作『精神科診断面接のコツ』を出しました。その中に「軽い意識障害の診かた」という章を設けました。そこでの記載に付け加えるものはありませんし、越える技術論に出会ったこともありません。だけどここでは、「老人の意識状態は変転するし、殊に、入眠時と覚醒時に変化が顕わになる」とだけ覚えていてくださると、家人に確かめることで、「軽い意識障害」の端緒を察知できます。

死へ向かって衰退して行く心身は、「耐える力・許容力」、が貧しくなっていますから、負担の「除去」が基本方針となります。除去するのは「異物」が筆頭ですから、まず、服用している「薬物」です。発達凸凹の治療者の、「感覚過敏」ＨＳＰ能力の活躍の場です。薬物と健康食品の現物を、高齢者の苦訴の場所に当てて、「邪気」を見ます。薬物の場合は、「効能」もあるわけですから、処方している医師との相談です。健康食品の場合は、一週間止めてみて判断します。生活習慣、寝具、衣類、電気器具からの電磁波、など、いろいろなものが、害をします。心理環境の変化の影響は、本人や家族が察知しています。「除去」の実験で、判定できます。

新たな活動への「挑戦」は、能力のフル活動ですから、残遺能力の鼓舞であり発現です。それに比して、昔語りは、残り火ですから、相手してあげることが援助です。経験に基づき後進に伝授する活動は、やや健康な作業ですから、その出来具合は、残り火の質・量を表します。ボクがこの本を書いているのは、健康法であり、老いへの抗いです。

老人の心身への援助は、「除去」が大原則ですから、薬物の使用は、「副作用に留意」です。発達凸凹の援助者の「感覚過敏」能力の活躍、本番です。

第十章　援助活動の基礎姿勢

①物語と方法

「治療」は、「援助活動」の特殊分野です。「援助活動」の本質は、「未来を開く」ことです。「妨げている何かを除く」活動は、間接的な援助作業です。「いのち」は、その本質として、「より都合のいい未来」を志向し、自発的に、模索し・活動し続けています。ですから、「妨げている何かを除く」が、賢い援助であると見なされてきました。

②従来の精神療法の基本姿勢

未来を志向する「いのち」と、それを妨げている何かとの、「対立・葛藤」の図柄、を明確に認識し、葛藤の『物語』を描き出し、それが、日々の生活の中でも作動している、様子を描き出すのが、従来の、「洞察を目指す」精神療法、の骨格です。認識が確立すると、「いのち」にあらかじめ蓄えられている、「処理活動」が発動し、未来が開かれます。

その作業のためには、認識力と処理能力、の備蓄が必要です。実は、その能力は、日常生活の中でも用いられています。何よりも「忖度」の活動、に必須です。「忖度」という、多機能の組み合わせによる「対応能力」が、発達凸凹の状態では不十分です。被援助者・援助者双方に、発達凸凹がある、今日の状況では不可能です。

古い人にはお馴染みの、「エディプス・コンプレックス」は、展開的な「物語」です。それどころか、土居健郎先生の「甘え」、も物語です。図柄なのです。かって、少なくとも「わが国」では、大多数が共有する「物語・イメージ」でした。いまでは、「わが国」という物語さえ、共有の物語としては、怪しくなっています。想を拡げると、精神科の個々の術語、「うつ状態」「妄想」「寛解」なども、細かな定義を必要とする、定義なしには、共通言語たり得ない、に至りました。すでに「物語化」した概念を、伝達・伝承可能な、「文化ツール」として維持するには、やむをえない処置なのです。言わず語らずに「分かり合う」「共通認識」などは、不可能になり、「数字」だけが、確かなコミュニケーション・ツール、となりつつあります。「エビデンス無き所に、信頼なし」、は当然の成りゆきです。

③ 新しい精神療法：物語から方法へ

「物語」は、共有のツールではなくなりました。五感で捉えうる、「クッキリしたイメージ」と「数値」が、新しい援助の、基本ツールです。そして、仮説⇩実験⇩検証のプロセスが、「信頼」のツールです。このプロセスを遂行する手順は、ⅰ望ましい未来像、ⅱ妨げている何かの同定、ⅲ除去方法の作成、の三点についての「合意」が必要です。三点の何れかについての「合意」が、不十分のまま行われるときは、「精神療法」と呼ばず、「操作」と呼ぶのが正しいでしょう。三つの手順を踏んだ援助活動は、「軽度発達凸凹者による、重度発達凸凹者への援助」、として機能します。「物語から方法へ」の、技術進化です。この視点から振り返ると、従来の「忖度依存」の「精神療法」は「甘い、無責任」、の味わいです。特別の「倫理」が重視されたのは、安全対策なのです。新しい精神療法、の基本姿勢は、シェアード・デシジョン・メイキング、を方法自体に含んでいますから、通常生活における倫理感、のレベルで、充分なのです。むろん、技術の上手下手は問われますが、それも、常識の範疇です。さらに想を進めると、「軽度発達凸凹者による、重度発達凸凹者への援助」、すなわち「方法」の進化は、「人工知能による精神療法」、への道を開くはずです。治療現場で、その未来像を、「こころ」に描いて置く習慣は、新しい「精神療法」の、技術向上・進化に、資するはずです。同時に、「人工知能ではいまだ至らない」機能に、注意が向き、それをし続ける行動・習慣は、ひょっとしたら、「援助者自身の発達凸凹への、成長方法」、となるやもしれません。そう期待したいです。

④日常の援助活動：する側とされる側

大災害の際に、ボランティア活動が盛んに行われました。その現場で、援助をする側とされる側のズレが、しばしば顕わになりました。される側の「忖度」の限界を越えたときに露呈するだけで、実は「大きなお世話」になっている事例が、沢山隠れているのでしょう。物品の場合は、される側のニーズと援助とは、細かなズレで済みましょうから、小さな我慢と大きな感謝になりましょうが、物品でない援助では「ピント外れ」が多いはずです。発達凸凹の時代はますます顕著になりましょうから、実際上、的確な援助は不可能になります。手作りの家庭料理よりも、コンビニの冷凍食品の方が、食べる側のニーズに（小さなズレで）合っているのも、若い人々に、発達凸凹の脳が増えたせいかもしれません。食品汚染は増大一途ですから、この流れも増大しましょう。スポーツも、チームプレーの時代が去り、個人プレーの使い捨て、の時代になりましょう。かつて、こころからの価値と愛好の対象であった「渋み・深さ・味わい・老練」と言った、「忖度」領域の感触は、価値を失いましょう。そしてなにより、夫婦・親子の間で「忖度」だけで成り立っていた「いたわり合い」は文字の上だけの存在、となりましょう。未婚者の増加、少子化などは、その例証かもしれません。経済的な理由なら「貧乏人の子沢山」という昔の現象は無かったはずです。

今日、援助・被援助のシステムが次々に設定されています。それらの運営において、考えられないような非道が行われ、ニュースになっています。園児のバス放置は一例です。忖度というアナログが消えると、システムというデジタルでは補填できないことの証明でしょう。

あとがき

ボクの、最後の書下ろしになります。数字を嫌い、屹立した論を嫌い、聞く・語る、そこで自分も変化する、を旨として、生きてきましたが、著作は、所詮、「文字言語」ですから、限界があります。触発されて、「行って」くださった方の、体験を、ぜひ聞きたいです。老いは、寂しいものです。

令和五年初春

神田橋 條治

参考文献

原田誠一『精神療法の基礎と展開――「受容～共感～一致」を実践するために』金剛出版　二〇二一年
広瀬宏之『発達障害診療の手引き――地域支援で医師にできること』岩崎学術出版社　二〇二一年
黒田洋一郎・木村‐黒田純子『発達障害の原因と発症メカニズム――脳神経科学からみた予防、治療・療育の可能性』河出書房新社　二〇一四年
中尾智博『精神療法の理論と実践――日常臨床における面接技法』金剛出版　二〇二〇年
神田橋條治『精神科診断面接のコツ』岩崎学術出版社　一九八四年（追補版　一九九四年）
神田橋條治『精神療法面接のコツ』岩崎学術出版社　一九九〇年
神田橋條治『「現場からの治療論」という物語』岩崎学術出版社　二〇〇六年
神田橋條治『治療のための精神分析ノート』創元社　二〇一六年
神田橋條治『心身養生のコツ』岩崎学術出版社　二〇一九年
神田橋條治『神田橋條治が教える心身養生のための経絡・ツボ療法』創元社　二〇二〇年
神田橋條治『「心身養生のコツ補講」51～104』岩崎学術出版社　二〇二一年
神田橋條治・白柳直子『神田橋條治の精神科診察室』ＩＡＰ出版　二〇一八年

著者略歴

神田橋條治（かんだばし　じょうじ）
1937年　鹿児島県加治木町に生まれる
1961年　九州大学医学部卒業
1971～72年　モーズレー病院ならびにタビストックに留学
1962～84年　九州大学医学部精神神経科，精神分析療法専攻
現　在　鹿児島市　伊敷病院
著　書　『精神科診断面接のコツ』岩崎学術出版社，1984年（追補1994年）
『発想の航跡　神田橋條治著作集』岩崎学術出版社，1988年
『精神療法面接のコツ』岩崎学術出版社，1990年
『対話精神療法の初心者への手引き』花クリニック神田橋研究会，1997年
『精神科養生のコツ』岩崎学術出版社，1999年（改訂2009年）
『治療のこころ１～29』花クリニック神田橋研究会，2000～2022年
『発想の航跡２　神田橋條治著作集』岩崎学術出版社，2004年
『「現場からの治療論」という物語』岩崎学術出版社，2006年
『対話精神療法の臨床能力を育てる』花クリニック神田橋研究会，2007年
『ちばの集い１～７』ちば心理教育研究所，2007～2012年
『技を育む』〈精神医学の知と技〉中山書店，2011年
『神田橋條治 精神科講義』創元社，2012年
『神田橋條治 医学部講義』創元社，2013年
『治療のための精神分析ノート』創元社，2016年
『発想の航跡 別巻　発達障害をめぐって』岩崎学術出版社，2018年
『神田橋條治の精神科診察室』IAP 出版，2018年
『心身養生のコツ』岩崎学術出版社，2019年
『発想の航跡 別巻２　聴く，かたる』岩崎学術出版社，2020年
『「心身養生のコツ」補講50』岩崎学術出版社，2021年
『「心身養生のコツ」補講51～104』岩崎学術出版社，2022年
共著書　『対談 精神科における養生と薬物』診療新社，2002年
『不確かさの中を』創元社，2003年
『スクールカウンセリング モデル100例』創元社，2003年
『発達障害は治りますか？』花風社，2010年
『うつ病治療――現場の工夫より』メディカルレビュー社，2010年
『ともにあるⅠ～Ⅴ』木星舎，2014年，ほか
『心と身体といのちのこと』（白柳直子と共著）IAP 出版，2020年
訳　書　H. スポトニッツ『精神分裂病の精神分析』（共訳）岩崎学術出版社
C. ライクロフト『想像と現実』（共訳）岩崎学術出版社
A. クリス『自由連想』（共訳）岩崎学術出版社
M. I. リトル『精神病水準の不安と庇護』岩崎学術出版社
M. I. リトル『原初なる一を求めて』（共訳）岩崎学術出版社
M. M. ギル『転移分析』（共訳）金剛出版

精神援助技術の基礎訓練

ISBN978-4-7533-1217-7

著者
神田橋條治

2023年１月26日　第１刷発行
2023年11月10日　第２刷発行

印刷　(株)新協　／　製本　(株)若林製本工場

発行所　(株)岩崎学術出版社　〒101-0062 東京都千代田区神田駿河台 3-6-1
発行者　杉田 啓三
電話 03(5577)6817　FAX 03(5577)6837